柳红良 著

明于经典悟中医

寻找中医经典中的逻辑

全国百佳图书出版单位
中国中医药出版社
·北京·

图书在版编目（CIP）数据

明于经典悟中医：寻找中医经典中的逻辑 / 柳红良
著 .—北京：中国中医药出版社，2022.7
（求真学堂）
ISBN 978-7-5132-7489-0

Ⅰ.①明… Ⅱ.①柳… Ⅲ.①中医典籍—研究 Ⅳ.
① R2-5

中国版本图书馆 CIP 数据核字（2022）第 041179 号

中国中医药出版社出版
北京经济技术开发区科创十三街 31 号院二区 8 号楼
邮政编码　100176
传真　010-64405721
三河市同力彩印有限公司印刷
各地新华书店经销

开本 710×1000　1/16　印张 13　字数 196 千字
2022 年 7 月第 1 版　2022 年 7 月第 1 次印刷
书号　ISBN 978-7-5132-7489-0

定价　45.00 元
网址　www.cptcm.com

服 务 热 线　010-64405510
购 书 热 线　010-89535836
维 权 打 假　010-64405753

微信服务号　zgzyycbs
微商城网址　https://kdt.im/LIdUGr
官 方 微 博　http://e.weibo.com/cptcm
天猫旗舰店网址　https://zgzyycbs.tmall.com

如有印装质量问题请与本社出版部联系（010-64405510）

一本说"理"的书

　　众人皆知读经典、勤临床是学好中医的不二法门，但如何读经典，如何勤临床？中医书籍浩如烟海，常使中医学者望洋兴叹，甚至望而却步；中医理论百家争鸣，亦使中医学者不能分辨根本而趋之若鹜，最后落得个"邯郸学步"，临床疗效平平。曾国藩言："凡专一之人，必有心得，亦必有疑义。"专注于经典，心得固然可贵，但对待疑义之处，如何能跳脱出来进行客观的逻辑思考是非常重要的。

　　本书作者青年中医才俊——柳红良，一直坚持研读经典，潜心求索，从《内经》到伤寒，继而到温病；从医理到脉理，从治法到方药，处处求真释疑，亦对经典中的"疑义"有了一些客观冷静的思考。本书按照"理法方药，一以贯之"的思维，反思一些中医核心理论的逻辑，使经典落实到临床，令中医学者不再望"经"兴叹，"明于"中医经典思维，寻找中医经典中的逻辑，踏上追求中医效验的征程。

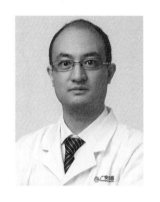

　　柳红良，山东烟台人，中医学博士，中国中医科学院广安门医院脾胃病科副主任医师，首都名中医学术继承人，国家二级心理咨询师。主要从事中医药防治消化系统疾病的临床、科研、教学工作。坚持研读中医经典，力求将中医经典理法思维与临床实践相结合，临证注重"脉证并治""针药并用"。先后参与国家级课题3项，以第一作者身份发表核心期刊论文15篇。曾获得中国中医科学院"经典与临床"基本功竞赛一等奖，中国中医科学院广安门医院"《黄帝内经》知识大赛"一等奖。

怎样学中医？怎样学好中医？这是中医学人和从业者始终都在思考的问题。中医经典的学习除了背诵，如何领悟？如何解决临床问题？相信柳红良博士的《明于经典悟中医——寻找中医经典中的逻辑》一书能够给大家带来一些启示。

从柳红良来北京求学，我就结识了这位积极向上、才思敏锐的青年人。我看着他一路博士毕业、工作、结婚生子、援蒙扶贫，脚踏实地，茁壮成长。四年前，红良开始在个人微信公众号撰写、分享个人学术心得，也反思一些问题。我觉得这种学习精神值得点赞，就鼓励他继续写下去。他"咬定青山不放松"，孜孜以求，笔耕不辍，在经历了去内蒙古基层扶贫助医的实践后，就把书稿放在了我的面前。这是一本青年学者个人临证思考、见解独到的书。书中表达了红良对于生命观、医学观、疾病观的感悟，总结了他学习中医、实践中医的方法，阐释了他对临床辨证处方用药的鲜活心悟。

柳红良是青年中医的优秀代表，他坚持"学经典、用经典"，不管是在学生时代，还是走上临床工作岗位后，都积极学习、思考、实践中医经典理论。本书对于每个具体问题的论述引经据典，加以发挥贯通，展现了他较宽厚的中医经典知识储备。

这些年，在传承精华、守正创新的根本遵循下，我很欣慰看到像柳红良这样的一批青年人，大步走在中医求索道路上，善于思考，勇于实践，力争突破，可喜可贵！相信他的学习经验、体会能帮助有同样目标和志向的中医学子们，秉承大医精诚、矢志岐黄的初心，不断砥砺前行。我在鼓励红良勇敢表达所思所想的同时，也深知本书中的部分观点尚属一家之言，难免存在这样或那样的不足，希望广大读者以包容的态度，多提宝贵意见，帮助红良不断完善，不断提升！

我真诚希望广大中医学子们都应该像柳红良一样坚定地传承中医、实践中医、发展中医，这样我们伟大中医药事业的发展将希望无限，活力无限，前途无限！

谷晓红

2022 年 2 月于北京中医药大学

>> 自 序

立业于江湖，悬壶而济世，若能做到妙手回春，岂不是人生一大乐事？昔张锡纯有言，学医者，为身家温饱计则愿力小，为济世活人计则愿力大，人生当有大愿力，而后方有大建树。中国的传统文化故事也常提到侠之大者既能行侠仗义、惩恶扬善，又能心怀仁义、治病救人，在21世纪的今天，我心中一直存在一个中医武侠梦。

我特别喜欢阅读武侠小说，古龙的武侠没有招式，无招胜有招，出手间皆是内力修为；金庸的武侠，不仅要将招式练到行云流水的地步，还要专注于上乘内功心法；到了近些年的硬派武侠，更偏于写实，讲求的不是武功，而是功夫，要想有功夫，必须下功夫，弓、扑、虚、马一个都不能少。其实，中医的武侠世界何尝不是如此？要想拥有"桴鼓相应、工巧神圣"的功夫，所下的功夫，就是中医人要修炼的内功心法——中医经典。

在武侠小说所描绘的世界中，内功心法并不是一般人可以修炼的。但是圣人传医道，不曾有半点私心，中医经典人人皆可习而诵之。仲景先师亦曾明示，若勤求古训，博采众方，庶可见病知源，亦可思过半矣。古人皆云大道至简，为何当代却总让人对中医存有博大精深之感？"博大精深"这个词就像在告诉后人，走中医经典之路就意味着要呕心沥血，似乎一辈子也参透不了其中几句话。但是张仲景明明告诉我们，若能寻其所集，虽然不能尽愈诸疾，也可以领悟大半。如此看来，如何学习中医经典，如何才能把中医学明白，一定要找到正确的方法。

小说中的武林人士有修炼内功过于执着导致走火入魔者，亦有修炼内功不耐寂寞半途而废者，其实，这都是练功出现了偏颇。修习中医经典亦是如此，偏颇有二：一为太过，故作玄虚。曾国藩言："凡专一之人，必有心得，亦必有疑义。"学习经典不可用力过猛，重点不在于"心得"，而在于"疑义"。如何能跳出来进行客观的逻辑思考，而不是主观玄解经典，是非常重要的，正如王阳明言："圣人教人，只怕人不简易，他说的皆是简易之规。"二为不及，浅尝辄止。曾国藩言："凡事皆贵专。心有所专宗，而博观他途，以扩其识，亦无不可；无所专宗，而见异思迁，此眩彼夺，则大不可。"如何做到心有所专宗？曾国藩又言："用功譬若掘井，与其多掘数井，而皆不及泉，何若老守一井，力求及泉。"做学问之始，专注最重要，由专心才能专业，专业之后才能旁及其他，如此方能一通百通。现在流行一个词，称之为"知道分子"，什么都知道，但却一无是处，正如王阳明言"若以今人好博之心观之，却似圣人教人差了"，故专注于经典，好博之心不可有。

在武侠的世界，有心之人拜师习武，待修炼圆满，下山行侠仗义，每每豪气连连，奈何江湖险恶，却常常铩羽而归，若能磨砺心性，也许终成一代宗师。我从本科到硕士，再到博士，一直坚守研读中医经典，亦读了不少医书，十阅春秋，多有小试牛刀之时，曾自认为学艺已成，离开象牙塔便可大显身手，但全身心投入临床摸爬滚打后方意识到《素问·示从容论》是有多么宝贵。如今我仍然坚持学习中医经典，感悟良多，对曾国藩"凡专一之人，必有心得，亦必有疑义"中的"疑义"有了一些客观冷静的思考。

我从一名中医学生成长为一名学长、一位中医临床青年老师，对中医的这些思考不敢私藏。在中国中医科学院广安门医院这个医教研三位一体化的优质平台，我非常有幸能够参与到临床带教工作中来，面向实习医师，我将自己对中医理、法、方、药的思考感悟进行串讲，发现大家都非常感兴趣。同学们听得起劲，作为讲者我也有心。《礼记·学记》有言："是故学然后知不足，教然后知困。知不足然后能自反也，知困然后能自强也，故曰教学相长也。"但很多内容只讲个思路是远远不够的，需要更审慎的思考和完善。

同声自相应，同心自相知。在本书撰写期间，我的爱人董斐女士还在北京中医药大学从事博士后研究工作。她总是鼓励我说，为何不将这些中医思考写出来呢？整理的过程更是"知困"的过程。于是，四年前我写下了第一篇公众号文章，在此后两年的时间，我几乎保证每月更新两篇小文章，而董斐总是第一位读者，她还会帮助我修改措辞和校对文字，公众号的热心读者也会留言点评。这些文章的转发和评论让我备受鼓励，笔耕不辍，两年后竟然点滴汇聚成册。我按照中医"理法方药，一以贯之"的思维，对中医最核心的基本理论诸如阴阳、五行、六经、病机、补泻、本草性味等进行客观冷静的求真表达，反思一些学术问题的逻辑，同时，在本书的最后部分我选取了与肝木相关的"方与药"来探讨"理与法"的应用，此为本书的缘起。

在武侠的江湖中，大多囿于一人独行，横断苍穹，问苍生孰为敌手？我想，修习内功心法的目的不是称霸武林，而是化解戾气，返璞归真。同样，我作为一名青年中医，热爱中医经典，非常乐意将我对中医经典的点滴感悟与学习方法分享给大家。《大学》有言：“如切如磋，如琢如磨。”《内经》训曰：“明于阴阳，如惑之解，如醉之醒。”做学问，我将继续“知困，然后能自强也”。

　　是为序。

柳红良

2022 年 5 月

点点微光，终成星河

早在大学时期，我就在校研究生会的支持下创办了"求真学堂"系列学术讲座，邀请了院校和民间的诸多明师给同学们传道授业。"千教万教教人求真，千学万学学做真人"，这是当时创办"求真学堂"的初心，希望搭建一个开放、真诚、包容、充满活力和凝聚力的平台，为中医的传承、发展做点力所能及的事情。毕业后进入出版社，自己读者、学生、医生的身份转变为编辑，遇到形形色色的作者，也更了解读者的需求，在前辈们的教导和影响下，这份初心就像一颗种子，遇到了阳光、雨露，于是，就有了这套《求真学堂丛书》。

常听一些同道和患者感慨，中医不一定要老才好，现在青年中医不乏优秀者，而庸医如果无所改变和精进，到老也只能是老庸医。此话未免有些刻薄了，但确属良言逆耳。所以，发掘、培养优秀的中医作者尤其是青年作者，就成了我现在工作中除了文字加工任务以外的重中之重。虽然青年中医的理论可能还未尽善尽美，经验和技艺也因年岁尚浅不及至臻，心性方面更多处在当下人生阶段的自然状态，即便读过万卷书，行过万里路，阅过不少人，幸运者亦有明师指路，较之同龄人老成持重，但其人和文章，仍多为一块璞玉。而这一块块璞玉所发出的点点微光，就是我们中医的希望，也能照亮更多青年人的胸膛。

这也就是为什么我们要出这本书的原因。

柳红良这位年仅35岁的青年中医，在诊疗水平和门诊量、对经典的理解和应用上，已经基本接近甚至有些地方已经达到了"名老中医"的平均水平，也得到了北京中医药大学谷晓红书记特别推荐并亲自作序。

柳红良自身的求学经历和治学方法，在其平日"勤动笔"这个习惯的帮助下，得到了及时记录。从而使这本书成为了真实示现如何落实"早跟师、早临床、学经典、用经典"，尤其是如何树立"中医思维"，如何走出"临床瓶颈"的佳作。其不仅仅代表了青年中医的成长之路，也体现了广大中医临床大夫如何更好提升临床思维的深入思考与孜孜不倦的"求真"。其风格类似于何绍奇先生的《读书析疑与临证得失》，由多个临床焦点的话题性主题构成。作者结合临床，将自己一些中医临证思维和对难点、焦点问题的思考和盘托出。

而让我最后决定出版这本书的一个小细节，就是作者给我讲他平时会很用心地去带教师弟师妹（因为年轻，也不以老师自居），精心准备每次小讲课，还会把自己看过的觉得合适的书送给学生。我也做过医学生，深知临床伊始能遇到有中医思维、用心教学的好老师，是多么难能可贵，也希望这样的老师越多越好。

欢迎广大同仁来稿，无论院校或是民间，理论或是临床，更无身份地位、年龄、门派之分别，但求一"真"，态度真诚，学问真切，少些虚浮。也望大家能不吝批评和建议，让我们做得更好。

投稿邮箱：songyuhuizgzyy@163.com

宋雨辉

2022年5月16日于中国中医药出版社

目 录

笔墨之气：涵泳体察

——中医书籍读法浅谈

　　"十阅春秋，然后有得"，放到今天由一个读书人变成一名"有得"的学者，这个标准恐怕还真不高。古人有云："夫为医者，在读医书耳，读而不能为医者有矣，未有不读而能为医者也。"难怪王孟英发出慨叹："识见之超，总由读书而得！"然自《内》《难》开始，经过历史的沉淀，中医书籍浩如烟海，有医论、有注疏，亦有"改错"者，如何去读？我们不妨效仿一下曾国藩，他在训导儿子曾纪泽读书时，希望他能做到"虚心涵泳，切己体察"，曾国藩认为，先贤朱熹教人读书，这八个字最为精当。

读书要切己体验，不可只作文字看

　　朱熹在《朱子语类·卷十九》中谈道："人之为学也是难，若不从文字上做功夫，又茫然不知下手处。若是字字而求，句句而论，不于身心上著切体认，则又无所益。"因此，在纸上求义理的同时，"要切己体验，不可只作文字看"，否则只能记住一些条理空文。我认为，读书只粗浅地在文字上做功夫，便是古代意义上的"小学"；若能做到切己体验，才能迈入"大学"之门。

　　《大学》开篇言："大学之道，在明明德。"所谓"明德"者，朱熹在《大学章句》中阐释："明德者，人之所得乎天，而虚灵不昧，以具众理而应万事者也。但为气禀所拘，人欲所弊，则有时而昏，然其本体之明，则有未尝息者。"因此，要明白"明德"，非体察不可。这种体察，就是要不忘初心，也就是《中庸》里反复论说的"诚"。人原本就是虚灵不昧的，具有

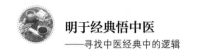
"本体之明"，可以体察万事，但为何却时有昏聩呢？朱熹说这主要受两方面影响，一方面为气禀所拘，即天命之性，此为"系统偏倚"，先天禀赋所定。若是上等气禀的人，至诚便可"生知安行"；若是下等气禀的人，至诚只能做到"困知勉行"。另一方面为人欲所弊，主不明则十二官危，心为之扰动，何来体察？此为"选择偏倚"，是可以人为主动控制的。但大部人很难在"欲"面前不被其所扰，故《大学》有言："富润屋，德润身。"修身以道才是根本。

很多古人在读经之前要斋戒沐浴，这种仪式感就是为了保留这份"诚"。《灵枢·禁服》亦有记载："黄帝曰：善乎哉问也！此先师之所禁，坐私传之也，割臂歃血之盟也，子若欲得之，何不斋乎？雷公再拜而起曰：请闻命于是也。乃斋宿三日而请曰：敢问今日正阳，细子愿以受盟。"黄帝与雷公之间传道授业的至诚之心足以让后辈为之动容。虽然这种仪式感今天很少讲究了，但在读中医经典之前，还是应尽量保留这份初心。只有保持至诚之心，少一些人欲所弊，才能"知止"，方可更好的"切己体察"。

既然"人禀气而生，含气而长"，书是人写的，那自然带有作者的笔墨之气。曹丕说了一句非常经典的话，"文以气为主"，韩愈则有"文以载道"之言。因此，不同的笔墨勾勒的不仅仅是文字，更多的是不同的气。"腹有诗书气自华"，读不同的书可以养不同的气，正如孟子所云："我善养吾浩然之气。"现在反过头来看朱熹"要切己体验，不可只作文字看"之言，就非常传神了。

读医论，要虚心涵泳

柯韵伯有言："胸中有万卷书，笔底无半点尘者，始可著书；胸中无半点尘，目中无半点尘者，方可注疏。"我相信历史上的名家大多本着至精至诚之心发皇古义，明辨真理，然由于历史背景的局限性及作者自身的局限性，难免带有偏颇。单就《伤寒论》注解而言，历史上留名者百余家，有前后矛盾者，亦有另寻枝叶者，更有文人相轻者。因此，关于中医书籍，且不说我们不能将浩如烟海的医书读完，也大可不必！

各家医论与经不同，我个人认为，医论一定要带有作者自己鲜明的观点。进一步说，对本草、方剂、脉理，甚至针刺、艾灸都有自己独立思考的医论才是值得读的。抛出一个问题，要有立场，正所谓"无偏嗜者无至情"，文气自然也是一种至情流露，带有作者的气血状态，哪怕偏激一下，那也是读得酣畅淋漓。读《傅青主女科》，傅山在易黄汤方后注大胆直言："连服四剂，无不痊愈。"读《医林改错》，王清任破口大骂："古人不知病源……无一效者。"读《医学衷中参西录》，张锡纯更是直接附上与友人来函……如此种种，岂不快哉！想想陈修园与张景岳之间的骂战，也是骂得可爱至极！因此，对于医论，体察自己的气血状态与作者的笔墨之气是不是契合尤为重要。也许你读了没几页，就烦躁不耐，那我就劝你放下即可，马上开启下一本的体察之旅；也许读了稍许片刻，就被作者的文字所吸引，引人入胜，精彩之处更有拍案叫绝之举，这便是情投意合。金元四大家的著作其实与中国四大名著一样，也许有人对《红楼梦》爱不释手，那自然也就有人对《红楼梦》非常抵触，顺其自然就好。

朱熹口中"虚心涵泳"四个字，不是空谈，曾国藩解释道："涵者，如春雨之润花，如清渠之溉稻……泳者，如鱼之游水，如人之濯足……故善读书者须视书如水，而视此心如花、如稻、如鱼、如濯足。"读书就要沉浸其中，得其滋润，这是一个非常快乐的过程。我们现代人形容读书不是也常用"沉浸在知识的海洋里遨游"来形容么？可见如果不能感受到读书的愉悦，则自然不可能读书有得。想想这些年我读的医书，一接触便爱不释手，可以一口气读好多遍，甚至可以买好几个版本的医著，自然非《医学衷中参西录》莫属，后来我的微信公众号也用"衷中参西"来启迪自我。当然，近现代名家也有很多好书，比如李克绍老的《伤寒解惑论》、赵绍琴老的《温病浅谈》、张士杰老的《古法针刺举隅》等。

读经，方可斋心去妄

所谓经典者，圣贤大情感，太阳也，读之可斋心去妄。经典之气为凝敛之气，即《中庸》里谈论的"中和"，不似医论那样带有个人鲜明的气血状态。因此，读经一定是古代先哲来养我们的气。《中庸》有言："自诚明，谓之性；自明诚，谓之教。"今天这个时代，我们学习中医大多是"由明到诚"的过程，历代名家都在苦口婆心地说"四大经典"是学好中医的不二法门，我们先知晓了这个道理，然后再本着初心去求索，这个过程便是真正的"教化"。大多数人刚开始读经都会觉得特别枯燥，那是因为我们自己的气血太浮盛，不自觉地想要跳到注解，这是很自然的事情，我个人认为不要排斥这个过程。但注解不等于是白话译文，而是注疏，如成无己的《注解伤寒论》、柯韵伯的《伤寒来苏集》等都是可读之书，朱熹注的《大学章句》《中庸章句》现在来看已然成为经典。读经贵在坚持，本着至诚之心读经就可以养我们的气，慢慢心就沉下来了，就可以"切己体察"，所谓"书读百遍，其义自见"就是这个道理。如果没有自己的切己体察，即使文字读得再多再熟，也只是知识的堆砌，而不是若己有得。每个人都可以有自己的"四大经典"，我心目中的"四大经典"是《黄帝内经》《神农本草经》《伤寒杂病论》和《温热论》。

我们每个人的气随着读万卷书或行万里路后会发生相应的变化。如果这时候再回头重读金元四大家，可能又会有不同的感觉。想想自己大三时将陈修园的《金匮要略浅注》在经典旁白处抄得密密麻麻，等到十年后却怎么也读不下去陈修园的注解，于是便默默地将其全部擦掉，只留下一张照片（如图1所示）作为曾经的印记。当代中医书籍中有一本非常值得读的书是《名老中医之

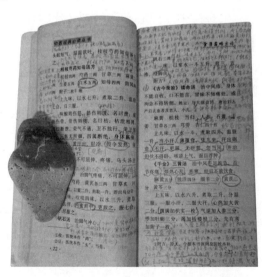

图1　2008年夏天学习《金匮要略浅注》

路》，里面记载了中华人民共和国成立后那一批中医大家的成长之路，很多名老中医都将学习中医的过程描述为"由博返约"，正如《孟子·离娄下》所言："博学而详说之，将以反说约也。"所谓"约"的过程，其实就是《老

子》说的"其出弥远，其知弥少"。因此，书不是读得越多越好，方子也不是记得越多越好。朱丹溪言："《素问》，载道之书也。词简而义深，去古渐远，衍文错简，仍或有之，故非吾儒不能读。学人以易心求之，宜其茫若望洋，淡如嚼蜡。遂直以为古书不宜于今，厌而弃之，相率以为《局方》之学；间有读者，又以济其方技，漫不之省。医道隐晦，职此之由，可叹也！"刚开始我们读书可能会像丹溪在《格致余论·序》中批判的那样，执着于"工"与"巧"，但这个过程我认为是必经之路。酌古参今，现在太多的中医人士仍然执着于有效验方，如果到了不惑之年，竟然还在为用了一个别人不知道的方剂而骄傲自满时，那恐怕真是连中医的门都没有摸到。

《离骚》有言："路漫漫其修远兮，吾将上下而求索。"读书，我一直在求真的路上……

谁是火鸡？

——明于经典，需要逻辑思维

　　基督教义有句名言："拯救灵魂，必然要抛弃肉体。"探讨人类的本源属性，拿灵魂与肉体的关系来讲，因为二者无休止的冲突，便产生了一切哲学问题。感官之所以会骗人，经验之所以靠不住，是因为感官长在肉体之上；相反，理性、思维都是灵魂的功能，之所以相对靠得住，是因为灵魂是纯洁的。因此，认识世界要靠理性思维，不能单纯靠感觉与经验。现在人类主动去认识世界，探究奥秘，有宗教、哲学，还有自然科学……医学属于哪一个层次，可谓仁者见仁，智者见智，那么中医呢？我想这也需要思考。

　　在历史的长河与浩瀚的宇宙中，存在时间、空间，存在三维、四维甚至更多维，地球不过就是宇宙坐标中的一个点，我们人类作为地球上的一个物种，更是沧海一粟。人类的肉身虽然处在相对局限的空间，但灵魂却从未停止探究世界的脚步。现实生活中，我们眼睛看到的事物至多是三维的概念。爱因斯坦在他的"广义相对论"和"狭义相对论"中提及了四维时空的概念，宇宙时空的关系是在三维空间的架构上加上时间，时空互相联系，构成所谓的四维空间，而这条时间轴是一条虚数值的轴。因此，对于三维后面的维度，科学家可以通过数学理论构建，但普通大众要仔细理解就很难了。弦理论空间维度预言整个宇宙是十一维的，但我们人类目前仅能探索到五个维度，而其他的六个维度则被称为超空间。现在假设一下：如果我们的周围生活着某一种智能生物，只能理解到二维的事物，那它就处在二维空间了吗？显然不是，而且在它们周围生活的我们却分明可以辨认三维空间，双方都是智能生物，谁对谁错？同理，我们目前只能认识到五维，是不是我们现在所做的自认为"科学"的行为，从六维甚至更多维的角度来看，却恰恰是错误的呢？因此，从更广的维度来看，我们为医者可能只是维护机体的一个匠，而且通过维修机体"生病"这一零部件能不能改变个体的运势或命数，我们不得而知，也可能通过我们的维修只是"摁下葫芦浮起瓢"。因此，我们以为的很可能不是我们以为的。

两个假说：可怕的假设

这几年我迷上了科幻大刘——刘慈欣，大刘在《三体》里讨论了两个让人深思的小故事，源自两个假说，但都涉及宇宙规律的本质。

一个是"射手假说"。有一名神枪手开了一枪，结果在一排间隔十厘米的枪靶上各射穿一个洞。设想这个靶子的平面上生活着一种二维智能生物，它们中的科学家对自己的宇宙进行观察后，发现了一个伟大的定律：宇宙每隔十厘米，必然会有一个洞。不曾想神枪手一时兴起的随意行为，竟成为这种二维智能生物宇宙中的铁律。

还有一个是"农场主假说"。此假说由英国著名哲学家罗素最早提出，也被称为"罗素的火鸡"，非常具有讽刺意义。一个农场里养有一群火鸡，农场主每天上午十一点来给它们喂食。火鸡中的一名科学家一直在观察这个现象，发现近一年都没有例外，于是它认为自己发现了宇宙中的伟大定律：每天上午十一点，就有食物降临。它非常兴奋地在感恩节清晨向火鸡们公布了这个定律，但很讽刺的是当天上午十一点等来的不是食物的降临，而是农场主让它们变成了餐桌上的美味。

《三体》里的人物汪淼想起上述两个假说，只是为了证明一句话：你以为你以为的不一定是你以为的。罗素讲火鸡的故事，其原意是为了讽刺归纳主义，而所谓的"科学结论"，采用归纳法从有限的观察中推导出来的结论未必是正确的。因此，基于我们个人的局限性、学科的局限性、地域和时代的局限性以及人类的局限性等，人类文明发展至今，归纳总结出了很多常识性理论或者公理，包括传统文化的"道"，我们会不会像罗素的那只火鸡一样，只是无知地沉浸在通过自己有限的观察所归纳出的结论当中？抑或是地球人类在浩瀚的宇宙中无知的自嗨罢了？这是一个非常可怕的假设……

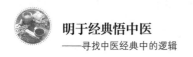
中医某些常识性理论需要思考

人类在与大自然的相处中产生了科学与技术,在与疾病做斗争中便衍生出医学。医学是科学还是技术,相信最开始一定是追求其治病的实用性,随着时间的积累,通过医疗行为有效性的不断重复,便有了对疾病发生、发展规律的探究,从而使医学产生了科学性。因此,临床应该是一个"知其然,亦知其所以然"的过程。什么是科学?科学的内容就是那些经过证实不会出错的事实、定律和理论的集合,而科学方法最重要的便是归纳概括与逻辑推理。只要是归纳主义的科学观,就一定有其适用边界,不可能出现证伪主义的"全称陈述"。证伪主义认为,科学产生于问题,科学理论是对问题的大胆推测,一旦碰触其适用边界,便可以推翻原陈述,从而使科学理论不断扩大其适用边界。在没有找到证伪它的事实时,便可以暂时接受它,科学就是这样不断在这种革命中前行的。

古人通过一些朴素的客观现象归纳构建了阴阳、五行、六经等学说,进而讨论人体、治疗疾病,经过了上千年的临床试验,中医的有效性已经不需要怀疑了,但是很多公理背后的内涵需要我们思考。不能说凡是前人注解阐发的就是对的,他们也只是局限于当时那个时代做了一些思辨而已。我们一直在谈论"天人相应",人与天地相参的高度虽然有了,但拿一些按照目前最基本的科学观点来解释都立不住脚的理论模型来谈论人体,我想这是有悖于科学精神的。因此,对于中医某些常识性的理论,不要"拿来主义",而要不断对其进行求真思考,正如孙思邈在《大医精诚》中所言:"唯用心精微者,始可与言于兹矣。今以至精至微之事,求之于至粗至浅之思,岂不殆哉!"

左升右降与科里奥利力

"左升右降"在《黄帝内经》中没有明确的文字阐述,后世医家却皆称该理论源于《黄帝内经》,具体的文献源流如下。

《素问·刺禁论》言："肝生于左，肺藏于右。"唐代王冰对此注曰："肝象木，旺于春，春阳发生，故生于左也；肺象金，旺于秋，秋阴收杀，故藏于右也。"王冰第一次将左、右位置的概念同"肝主敷和，主春生之气；肺主治节，主肃降"的脏腑功能结合在一起，于是就有了"左升右降"理论的雏形，但王冰从未赋予"肝左升，肺右降"的向量属性。

《素问·阴阳离合论》云："圣人南面而立，前曰广明，后曰太冲。"这句话将"左、右"确立了坐标属性，从而将东方定位为左，西方定位为右。《素问·五运行大论》言："上者右行，下者左行，左右周天，余而复会也。"这就进一步为左升右降理论明确了向量属性。经过后世医家不断地脑洞大开，逐渐将《黄帝内经》"肝生于左，肺藏于右"这句话衍生形成了一个"肝左升，肺右降"的气机循环。这个理论一直延续到今天，在历史的长河中很多医家对此有所发挥，"左主血，右主气""左肾门，右命门"等都与此有密切的关系。那么，左升右降的向量属性是真实存在吗？该理论在临床上应用究竟有多大意义？

《素问·刺禁论》"肝生于左，肺藏于右"之说直译为"肝长在左边，肺生在右边"，这从现代解剖学的角度来看是一件很荒谬的事情。其实在《黄帝内经》中关于肺脏位置的论述已经十分明确了。《灵枢·九针论》指出："肺者五脏六腑之盖也。"《难经集注·三十二难》虞庶注："肺为华盖，位亦居膈。"这便是"肺为华盖"最早的论述。可见《内经》时代已经意识到肺是五脏六腑位居最高的内脏。直到宋仁宗庆历年间（1041—1048），中国本土最早的人体解剖图——《欧希范五脏图》（如图2所示），已经将肺的位置标注得非

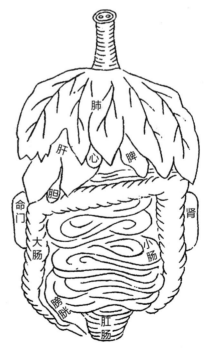

图2　欧希范五脏图

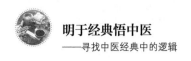
常清楚了，以上是古人从解剖的层次谈论肺脏。

想要深究一句话的内涵，一定要结合上下文，不能断章取义。经典里的完整原文是："肝生于左，肺藏于右，心部于表，肾治于里，脾为之使，胃为之市。"其中"表""里""使""市"都不是明确的位置概念，很明显这句话是在讲中医的"脏腑"功能系统，而不是讲"脏腑"具体的解剖位置。由此便可以推断出"肝生于左，肺藏于右"实际上还是在表达肝升发和肺肃降的"脏腑"功能，这里的"左""右"同《素问·阴阳应象大论》"左右者，阴阳之道路"中的"左""右"一样没有多少实质意义。《黄帝内经》绝非一人一时所作，是一本包罗万象综合性非常强的医学经典著作，很多内容都是局限于古人当时认知世界能力的一种客观记载。翻阅整本《黄帝内经》，我们会发现书中存在很多内容不连贯的现象，甚至有些内容出入比较大。很多学者抱着经典背后一定蕴含博大精深之意的心态，从周易、河图、洛书甚至天文学等各个复杂的角度来上下圆通，我认为古人描述一个问题不会有那么复杂的脑回路。研读经典，应该秉持"大道至简"的质朴心态。

有学者认为左升右降理论与科里奥利力关系密切。科里奥利力是北半球形成逆时针旋转气机的主要原理，阅读了相关阐释之后，当时我异常兴奋，认为这是从"天人相应"的角度对该理论的本源问题做了最好的解释。不过冷静下来深入思考，发现还是有很多关键点需要探讨。

美国麻省理工学院的谢皮罗教授观察到每次放掉洗澡水时水的漩涡总是朝逆时针方向旋转，为了进一步解释此现象，谢皮罗教授进行了反复的实验和研究之后，于1962年发表论文，认为这种漩涡与地球的自转有关。假设地球停止旋转，就不会产生这种漩涡。由于地球不停地自西向东旋转，因此在北半球，洗澡水的漩涡会朝逆时针方向旋转；在南半球，洗澡水的漩涡会朝着顺时针方向旋转；在赤道，洗澡水则不会形成漩涡。由于地球是一个球体，北半球的物体由北向南运动时与地轴之间的距离加大，也就是其自转的半径增大，这时会产生一个叫"科里奥利力"的惯性力。其他现象如河的右岸被水流冲刷的程度远远高于左岸，地球上从北向南吹来的风总是要转为东风，北半球的台风也是朝逆时针方向旋转，我国的卫星云图漩涡总是逆时针方向等，这些奇妙的自然现象都是由于科里奥利力使然。

由此得出，科里奥利力在北半球形成一种逆时针旋转的气机。《素问·宝命全形论》言："人以天地之气生，四时之法成。"中国人祖居北半球，按照"天人相应"的观点，体内的气机应该受到北半球自然界气机的影响，从而形成一种逆时针的旋转，这不正好与"左升右降"相对应吗？这似乎就完美解释了该理论。基于此，有学者就大胆提出：如果南半球也有传统医学，他们的经典会不会是"右升左降"？这真是一个非常有意思的问题，我思考的答案是：不会。为什么？

《素问·营卫生会》言："人受气于谷，谷入于胃，以传与肺，五脏六腑，皆以受气，其清者为荣，浊者为卫。荣在脉中，卫在脉外。荣周不休，五十而复大会，阴阳相贯，如环无端。"可见人的经气在经脉中如环无端，周而复始，是一个封闭的循环系统。其实，中医脏腑系统经气的运行与西医学讲血液在血管里如环无端地运行，二者道理是相通的，还必须具备两个要素：动力源头（如心脏的泵功能和血管肌肉的回缩力）和气血运行通道（如血管），这才能构成是一个封闭的循环系统。科学研究表明，科里奥利力只对具有源动力，然后任其自由散漫运行的物体影响较大，比如风、河流、子弹等。首先，肝与肺气机的升降本身就存在两个动力——肝升发与肺肃降，既然上下都存在动力，气机就不存在自由散漫运行的方式。其次，人体不管是中医的经气运行还是西医学的血液循环，都有固定的运行通道（经脉和血管），亦不是自由散漫的运行方式。由此可以得出，科里奥利力对人体的气、血运行的影响都会很小。若科里奥利力对经气运行能产生"左升右降"的作用，按照此逻辑，其对血液循环同样也会造成这个作用。如此一来，北半球的人到南半球出差便会发生血液逆行的事情，这是不是有点科幻电影的味道？因此，依据科里奥利力理论用于推断人体气机在北半球"左升右降"，到南半球就"右升左降"的说法必然不成立。

《易中天中华史》有句话说得好："远古的历史越是整齐，就越是可疑。"同样的道理，气机升降出入越是整齐划一，就越是可疑。人体脏腑气机升降出入，无器不有，试想，周身孔窍千之万之，经络循行如环无端，气机却从左边升发，右边肃降，无论怎么想也觉得荒诞不经。从这个层面来看，机械地套用"左升右降"理论，如"左边的眼睛红肿属升发不利，右边的眼睛红肿则属肃降失常"，这其实与"左眼跳财，右眼跳灾"属于同一个类

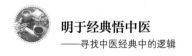

型的描述，是完全没有科学逻辑的表达。

其实，不管气机向量属性归于哪个方向，是左升或是右降，你在意或不在意，肝气都时时如春生之气升发，肺气都刻刻像秋刑之气肃降。临床用药针对的是肝升与肺降，而非左与右。因此，不论是南来的还是北往的，临床用药一以贯之即可。至于"左升右降"还是"右升左降"，就放心交给身体全权处理吧，因为身体比我们的思想意识更聪明。

阴阳消长：非彼此消长，而是稳态

《素问·阴阳应象大论》言："阴阳者，天地之道也，万物之纲纪，变化之父母，生杀之本始，神明之府也。"阴阳可以说是中医最核心的理论，从理论推演到治则方药都与阴阳密切相关。历史的年轮碾过，阴阳理论模型可以说已经至臻完善，但介于时代认知的局限性，我想还有很多值得探讨的地方。

《素问·阴阳应象大论》言："阳生阴长，阳杀阴藏。"阴阳的消长一直处于动态变化中，古人非常聪明，观察到动、植物蛰伏状态随着四季气候的交替变化而呈现出不同的面貌，通过长时间经验的积累归纳形成了"阴阳消长"的理论模型，其中最具代表性的是用来表示季节变迁及指导农事的古时历法——二十四节气。"春雨惊春清谷天，夏满芒夏暑相连，秋处露秋寒霜降，冬雪雪冬小大寒。"古人智慧的结晶一代传一代，至今仍是中国孩童必背的歌诀之一。前人试图探究这个自然规律的本质，联系到地下水在夏天温度低、冬天温度高的自然现象，将阴阳消长、气机升降与太阳能的贮存、释放总结成一个自圆其说的理论（如图3所示），彭子益在《圆运动的古中医学》言之甚详："二十四节气，简言之，就是夏季太阳射到地面的热，经秋降入土下，经冬藏于土下的水中，经春由土下的水中，升出地

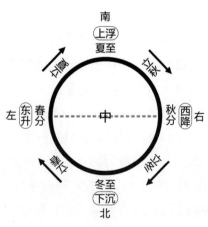

图3　二十四节气能量浮沉图

面，经夏浮于地面之天空，再同夏季太阳射到地面的热，降入土下……秋收冬藏，秋降冬沉；春生夏长，春升夏浮。升者阳热升也……降者，阳热降也……吾人所在北温带地面，夏至之时，见太阳往南，地面之天空上的压力向下，地面上的太阳热能，遂往下降。冬至之时，见太阳回北，压到地面下之水中的压力，仍往上收，压到地下水中的太阳热能，遂往上升。"

现在看来，自然界阴阳动态的变化其实是源自地球的自转和公转。地球的自转形成了昼夜的变化规律，地球绕太阳公转产生了二十四节气的变化规律。古人为什么观察到地下水夏天温度低，冬天温度高？这就是感官与经验相对靠不住的最好实例。事实上不是地下水的温度夏天低、冬天高，而是地下水常年都保持在一个恒温的状态！地下水常年温度在 20～25℃，古人之所以出现主观的错觉，是因为夏天外界温度高，冬天外界温度低，环境温度差异造成了身体的感觉异常。由此推断，大地是一个稳态，时刻发生着能量互动，而不存在"夏季太阳射到地面的热，经秋收敛，经冬藏于土下的水中，然后到春天再升发"能量贮存与释放的先后过程。因此，前人对于"阴阳消长"本质探索所构建的理论模型是值得商榷的。

人与天地相参，古人往往先谈天地，再谈人体。既然"阴阳消长"的理论模型在逻辑上存在问题，那么由此产生的常识性养生方法就需要求真思考，比如应该怎样理解民间谚语"冬吃萝卜夏吃姜"的中医内涵。老生常谈的解释是：夏天天气炎热，阳气向外耗散，当阳气敷布在表，体内的阳气就会相对虚少，肠胃便容易虚冷，因此要吃一些类似生姜的辛热温煦的食物来养生，将其升华成理论便是"春夏养阳"；冬天的情况正好相反，阳气藏于体内，敷布在表的阳气便相对虚少，这就形成了外冷内热，五脏容易积热的情形，因此要吃一些类似萝卜的辛凉下气的食物来养生，将其升华成理论便是"秋冬养阴"。试想，如果人体正常状态真是夏天脾胃容易虚寒，冬天脾胃容易积热，就不会存在"夏日多贪凉，冬日多进补"的习俗。正所谓"大道至简，百姓日用而不知"，相信后者才是人体的正常状态。由此可以得出，"冬吃萝卜夏吃姜，不用医生开药方"不是号召百姓夏天要多吃姜，冬天要多吃萝卜以此来养生，而是为了纠正"夏日多贪凉，冬日多进补"造成人体阴阳变化的病理状态而提出来的，是一种民间简易的治疗方法。因此，我认为正常人体"夏天外盛内虚，冬天内盛外虚"的

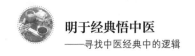

理论推衍是错误的。无论夏天还是冬天，"平人"阴阳表里都是一个稳态，若饮食出现了偏嗜，居所发生了变化、喜怒性情受到了应激等，导致机体出现了阴阳倾移，人体能量稳态被打破了，才会出现外盛内虚或外虚内盛的现象（详见下一章《阴阳的思考》）。

阴阳是一种高度抽象的哲学符号，古人用阴阳推演的思维模式来概括眼睛看到的客观规律。夏天本质上接受阳光照射多，古人称为"阳气多"，与之对应的是地表万物华实，此谓"蕃秀"，能量释放得也多。也就是说，二者之间进行相对多的能量交换从而维持一个平衡状态，故大地呈现一个稳态，地下水温度在合理的阈值内；冬天本质上接受阳光照射少，古人称之为"阳气少"，与之对应的是地表水冰地坼，此谓"闭藏"，能量释放得也少。也就是说，二者之间进行相对少的能量交换同样维持着一个平衡的状态，故大地也是一个稳态，地下水的温度依然控制在合理的阈值内。因此，"阳生阴长，阳杀阴藏"合理的解释应该是：夏天阳气在外多，"阴"（动植物等有形之体）也多，阴阳都多，谓之"阳生阴长"。与之对应的"春夏养阳"就是要求机体天人相应以"养长"，做到夜卧早起，以使志生，做到无厌于日，使气得泄，并不是春夏要适量服用一些辛温助阳的食物；同理，冬天阳气在外少，"阴"也对应减少，阴阳都少，谓之"阳杀阴藏"。与之对应的"秋冬养阴"就是要求机体天人相应以"养藏"，做到使志安宁，收敛神气，做到勿扰乎阳，无泄皮肤，并不是秋冬要适量服用一些甘凉养阴的食物。

中医为何姓"中"？大医学观很重要

《孟子》曰："善与人同，舍己从人，乐取于人以为善……取诸人以为善，是与人为善也。故君子莫大乎与人为善。"孟子说，君子之德没有比"与人为善"更伟大的了。与人为善，不是指要对别人好，而是善与人同。看见别人有好的思想、好的做法，马上向他看齐，充分吸收。不要有分别心，要诚意正心为先，如此方能如《大学》所言"知所先后，则近道矣"。对于医学而言，这就是"大医学观"。

中医需要大医学观，天文、地理、人文等都是我们需要兼容并蓄的，当然也包括西医学。《黄帝内经》不就是这样一本综合性的经典著作吗？我们不应该只捧着我们中医自己的东西自言自嗨。

中医什么时候开始姓"中"的？读清代之前的医书，没有一个大夫自称为中医大夫，也没有"中医"的称谓，统称为医学。我想大概是在西学东渐之后，为了与西医学相区别，才开始称为中医。换句话说，因为近现代的医者有了分别心才开始有了"中医""西医"的称谓。何为中医？最开始的想法肯定是中国传统的医学，但这却是一把双刃剑，因为有了地域性的界限，中医可以在竞争中得到相对的保护，但同时却有了封闭性，这就使中医学和西医学在各自领域内视野的广度不由自主变得相对狭隘了。至于很多学者从《易经》或者《中庸》的角度来解释中医为什么姓"中"，认为更深的意思是"中和的医学""中庸的医学"，其实这只是在玩一种文字游戏罢了。

刘慈欣在《三体》里经常提到一个词，称为"理论大爆炸"或者"技术大爆炸"。在历史的长河中，中国医学从《黄帝内经》《伤寒杂病论》开始，经历了"金元四大家""温补派""攻邪派""温病学派"等，我们可以将其视为一个个"理论大爆炸"。但自西学东渐开始，西医学传到中国的时间不过区区百余年而已，如果放在时间的坐标轴上，充其量也只是其中一个小小的片段。基于大医学观的角度，再过几百年乃至上千年，中国医学会不会将"西医学派"视为"理论大爆炸"？

阴阳的思考

——阴阳之气，各有多少，故曰三阴三阳

《素问·天元纪大论》言："在天为气，在地为形，形气相感而化生万物矣。"可见天地之间是存在能量交换的。古人认为，虽然天地孕育了世间一切生物，但人禀天地之精华而生，故又以人为最贵，如《素问·宝命全形论》言："天覆地载，万物悉备，莫贵于人，人以天地之气生，四时之法成……天地合气，命之曰人。"既然人以天地之气生，四时之法成，那么认识人体的生命现象和解释人体的疾病规律必然要先谈天地，再谈人体，正如《素问·疏五过论》有言："圣人之治病也，必知天地阴阳，四时经纪。"

天地之间能量交换的方式是什么？古人称之为"气交"。《素问·六微旨大论》言："何为气交？上下之位，气交之中，人之居也……气交之分，人气从之，万物由之。"天地之间能量交换的结果是什么？"天地合气，万物自生"，从无到有出现质的变化，古人称之为"变"，《素问·六微旨大论》一言以蔽之："高下相召，升降相因，而变作矣。"那么维持这种"变"的动力又是什么？《素问·六微旨大论》将其点透："成败倚伏生乎动，动而不已，则变作矣。"可见维持"变"的发生源称之为"动"，即生生不息，正所谓"出入废，则神机化灭，升降息，则气立孤危"。

以上三个问答，其实《素问·天元纪大论》用几个词就概括了："太虚寥廓，肇基化元，万物资始，五运终天。"也就是说，循环往复的一气周流，促进天地能量的互动，从而化生了一切有形的万物，而要维持这种质的变化，恰恰又是生生不息的能量互动。《素问·六微旨大论》又言："化有小大，期有近远，四者之有，而贵常守，反常则灾害至矣。"自然界的生长化收藏，人体的生长壮老已，同样存在循环往复的能量交换，而贵在守"常"。做到一个"常"字，难乎哉？不难也，亦难矣！其不难之处在于习

以为常，百姓日用而不知，我们每天做的只有吃、喝、拉、撒、睡，但身体进行能量交换却一刻也未停歇。至于怎么做到"常"的，人类从未停止探究的脚步，而升降出入的艰难之处在于不能时时守常，正所谓"善者不可见，恶者可见"，我们能见到的便是"反常"，反常则灾害至，怎样能却老全形，我想人类亦从未停止探究的步伐。

《素问·五常政大论》言："气始而生化，气散而有形，气布而蕃育，气终而象变，其致一也。"天地之间，一气而已，由"气始"到"气终"，便由"生化"出现了"象变"。由哲学思想观之，从无形到有形，出现了质的不同，便由一气产生了"阴阳"，正所谓"阳化气，阴成形"。因此，谈论"天人相应"的实质，就是探讨由"生化"到"象变"的过程，背后的发生源是生生不息的能量交换，而反映其本质的哲学符号便是"阴阳"，能量动态的变化也就是"阴阳推演"，故《素问·阴阳应象大论》言："阴阳者，天地之道也，万物之纲纪，变化之父母，生杀之本始，神明之府也，治病必求于本。"

阴阳变化的本质：能量守恒

《灵枢·顺气一日分为四时》言"春生，夏长，秋收，冬藏，是气之常也，人亦应之"，反映了自然界四季大的阴阳节律变化。经又言"以一日分为四时，朝则为春，日中为夏，日入为秋，夜半为冬"，反映了自然界每日小的阴阳节律变化。古人观察四季和昼夜的变化，通过"取类比象"总结出两种阴阳节律的变化。基于目前的科学观点，四季和昼夜的产生是源自地球的自转和公转（如图4所示）。地球的自转形成了昼夜的

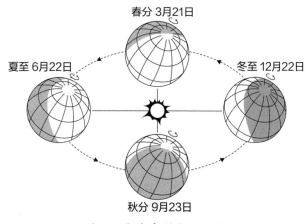

图 4　地球自转与公转图

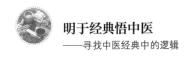

变化规律，向着太阳的半球是白天，背着太阳的半球是黑夜；而地球绕太阳公转则产生了四季的变化规律，地球始终是斜着身子（地轴与公转轨道始终会保持 66°34′的交角）绕太阳公转，致使太阳直射点在地球表面发生一系列变化，从而造成了四季或二十四节气的变化。

《道德经》言："天地之间，其犹橐籥乎。"橐籥者，风箱也，老子借此比喻天地的交感。《黄帝内经》则言："地气上为云，天气下为雨。"古人在经典里将天地间的能量交互作用形容得非常传神到位，其载体便是风、云、雨等。通过这些自然现象的发生，我们可以推断出天地之间能量交换的前提一定是能量守恒。水作为储存能量的载体，长年维持着一种稳态的平衡，太阳释放的能量多余的部分势必被水蒸气带走，在空中遇冷结成水滴，最后再释放回到地面。

同样的道理，天地之间的生命活动也是遵循能量守恒定律。地球的公转造成一年四季的变化，太阳随着日照时间的长短赋予地球不同的能量，大地同样也是一个稳态，地球上山川、河流、虫鱼鸟兽的动态变化，植物的生根发芽、开花结果等，其实都是能量的释放，四季绚烂缤纷的色彩正是为了维持地球能量的平衡。因此，地球一年四季都维持着能量稳定的状态，不存在"秋冬能量慢慢贮存，出现里实外虚，然后到春夏能量慢慢释放，进而出现外盛内虚"的过程。试想，夏天太阳日照时间最长，接受的能量也最多，大地因而呈现一片欣欣向荣，此时怎么反而会出现地下能量虚空呢？这在逻辑上完全说不通！所谓阴阳平衡，即阳多随之阴也就多，阳少随之阴也就少，这样才能称之为平衡，其本质就是能量守恒。

人与天地相参，自然界四季与昼夜阴阳的变化规律，必然影响人体的气血运行。西医学认为人体通过新陈代谢进行物质的交换和能量的转化，古人却用了一个非常传神的词来描述——生化，正所谓"夫物之生，从于化"。生化离不开气机的升降，故《素问·六微旨大论》言："非出入，则无以生长壮老已；非升降，则无以生长化收藏。"因此，只有气机有序的升降出入才能促进机体的新陈代谢，从而维持人体的能量稳态。腠理开泄与致密的交互方式是气机升降出入很重要的一部分，夏天无厌于日，腠理开泄以出汗的方式带走能量；冬天若伏若匿，腠理致密以少汗的方式保持能量的平衡。因此，正常的人体一年四季也是一个稳态，再次重申"夏天体内虚寒，冬天体内郁热"的理论是值得思考求真的。正因为气机的升降出入维持人体能量的动态平衡，造成气血的变化便可以通过脉口来体察，如《灵枢·终始》言："所谓平人者不病，不病者，脉口人迎应四时也，上下相应而俱往来也，六经之脉不结动也，本末寒温之相守司也。"脉象具体的变化为："天地之变，阴阳之应，彼春之暖，为夏之暑，彼秋之忿，为冬之怒，四变之动脉与之上下，以春应中规，夏应中矩，秋应中衡，冬应中权……春日浮……夏日在肤……秋日下肤……冬日在骨。"

感谢刘慈欣的《三体》

古人发现大自然接受日光照射多少有所不同，随之世间万物的形态以及生活方式等都会发生变化。这个规律中变化的主导就是太阳，于是基于阴阳思维，用"阳生阴长，阳杀阴藏"来客观描述太阳与万物的变化规律。人与天地相参，人类也是万物中的一分子，进而将人体放到这个阴阳变化规律中，这个逻辑有问题吗？好像应该没有问题。但植物通过晒太阳可以进行光合作用，那么人类呢？光晒晒太阳能补充能量吗？当然是不能的。仅就御寒这件事来讲，最好的方式也不是晒太阳，而是吃饱饭，说直接一点就是能够使身体产生能量（ATP）。比如，俄罗斯人御寒喜欢喝高度酒，是因为酒精的热卡为7千卡，而碳水化合物和蛋白质却只有4千卡。好像人类的生命活动与太阳关系不大，那怎么会说人与天地相参？

这里又再次提到了《三体》！

《三体》这本书可以说是这几年来我读过的最好的书，最能引起我的思考。读到机要之处，真是让人拍案叫绝。《三体》为什么能单枪匹马将中国的科幻带到世界的最高峰？就是因为其基本的科学架构非常严谨，这是对宇宙之宏大和神秘的敬畏之心。在《三体·黑暗森林》开篇，叶文洁对罗辑阐述了"宇宙社会学"的公理：第一，生存是文明的第一需要；第二，文明不断增长和扩张，但宇宙中的物质总量保持不变。这两条公理中蕴含着两个重要的概念：猜疑链和技术爆炸。

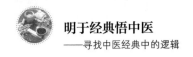

刘慈欣"猜疑链"的提出，突然间让我想到了"生物链"，亦称食物链。其实这是生物学上经常提到的一个概念，但我从来没想过用以解释中医的阴阳平衡，一直处于画地为牢的状态。生态系统中各种生物为维持其本身的生命活动，必须以其他生物或生命为食物，进而形成通过食物联结起来的能量链锁关系。这种摄食关系将生态系统中贮存于有机物中的化学能在生态系统中层层传导，实际上是太阳能从一种生物转到另一种生物的关系，也即物质能量通过食物链的方式流动和转换。因此，生物链是解释世间万物能量守恒的一个关键点。

现在我们知道了能量守恒中"生物链"这个重要概念，通过摄食关系将太阳能在各种生物之间进行了能量流动和转换，人类是很重要的中间参与者。这时候还会像最开始那样用"好像""应该"等字眼来表达底气不足吗？天人相应，大自然的变化规律同样适用于人体，没有了太阳绝对不行！我们吃的、穿的、用的从本质来说都是太阳能。天地作为大生态，存在能量守恒；人体作为一个小生态，同样也遵循能量守恒的规律，这就是古人口中的阴阳平衡。

三阴三阳

中医另一个核心概念便是"六经"，即少阳、太阳、阳明、少阴、太阴、厥阴，简称"三阴三阳"。古人客观描述一个概念，其实都非常朴素，正所谓"大道至简"，三阴三阳或六经的核心内涵其实就是能量的多与少，正如《素问·天元纪大论》曰："阴阳之气，各有多少，故曰三阴三阳。"基于能量稳态的前提下，维持能量旺盛的稳态称之为"阳"，维持能量低下的稳态称之为"阴"，故《内经》有言："春夏为阳，秋冬为阴。"春夏天地之间能量交换逐渐增多，表现在外欣欣向荣，称为"阳道实"；秋冬天地之间能量交换逐渐减少，表现在外凛冽落寞，称为"阴道虚"。

三阴三阳具体表现如下。

《素问·四气调神大论》言："春三月，此为发陈，天地俱生，万物以荣……夏三月，此为蕃秀，天地气交，万物华实……秋三月，此谓容平，天气以急，地气以明……冬三月，此为闭藏，水冰地坼。"随着地球围绕太阳公转，在维持能量稳态的前提下，春夏秋冬能量交换由少到多，然后再由多到少，故四季状态便在"千里冰封"与"郁郁葱葱"之间转换，这个客观描述的过程就是三阴三阳（如图5所示）。

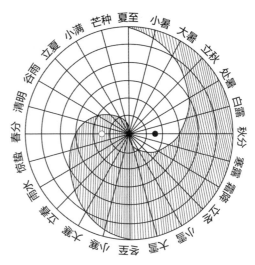

图5 二十四节气阴阳图

春天，太阳日照时间逐渐延长，大地回暖，乍暖还寒，古人称之为"阳气升发"。树叶渐渐舒展，万物以荣，因为能量本身就少，故天地之间进行比较少的能量交换，为了维持能量稳态，大地由闭藏状态转为萌动状态，此时为"阳生阴长"的初级阶段，谓之少阳。

夏天，太阳日照时间长，天气炎热，天地气交频繁，大部分地区都进入雨季，古人称之为"阳气盛长"。枝叶繁茂，万物华实，阳气渐渐充盈，能量增多，故天地之间进行比较多的能量交换，为了维持能量稳态，大地由萌动状态转为释放状态，此时为"阳生阴长"的盛极阶段，谓之太阳。

秋天，太阳日照逐渐减少，天气以急，地气以明，古人称之为"阳气敛降"。秋高气爽，树叶渐黄而落，能量逐渐减少，故天地之间进行比较少的能量交换，为了维持能量稳态，大地由释放状态转为抑制状态，此时为"阳杀阴藏"的初级阶段，谓之少阴。

冬天，太阳日照时间进一步减少，水冰地坼，寒风凛冽，古人称之为"阳气闭藏"。动物冬眠，枝叶干枯，能量进一步减少，故天地之间进行微弱的能量交换，为了维持能量稳态，大地由抑制状态转为闭藏状态，此时为"阳杀阴藏"的盛极阶段，谓之太阴。

还有阴阳转换的两个节点比较特殊：一者称为阳明，《内经》谓"两阳合明，谓之阳明"，古人称之为"由阳转阴"，对应的时间节点为夏末季节，

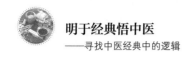

亦称"三伏暑天";一者称为厥阴,《内经》谓"两阴交尽,谓之厥阴",古人称之为"由阴转阳",对应的时间节点为冬末季节,亦称"三九寒冬"。这两个时间节点都相对较短,但这时候天地之间能量交换的势头却存在延续性,这是由于植物、动物等生理活动属性决定的。

阳明阶段,太阳直射点开始由北回归线向南移动,日照时间开始逐渐缩短,但此时动、植物的盛放状态却达到了巅峰,这就导致大地能量释放的势头并没有缩短,存在一个相对的延续。这时候就会表现为空气潮湿、暑热难耐,因为大地的能量释放相对过度使然,与之对应的是地下的能量稳态会相对偏低一些,可能会达到阈值的下限。也就是说,阳明阶段会暂时偏内寒一些,平素脾胃虚寒的人在"三伏暑天"可能更容易出现症状。

厥阴阶段,正好与之相反,日照时间开始有所增加,虽然动、植物这时都处于萌动状态,但还没有活跃,这就导致大地能量处于一个蓄积阶段,还未开始释放,其闭藏的势头存在一个相对的延续。文学上形容植物萌芽状态都是特别有力量的,描述的就是这个时刻。这时候大地气候会达到一年中最寒冷的时间,因为缺乏能量的释放与缓冲,与之对应的是地下的能量稳态会相对偏高一些,可能会达到阈值的上限。也就是说,厥阴阶段会暂时偏内热一些,平素阴虚阳亢或内有郁热的人在"三九寒冬"可能更容易出现症状。

谈完天地的"三阴三阳",开始谈论人体。正常的人体,春夏秋冬都维持相对稳定的状态,命曰平人。同样,人体一年四季也是经过"三阳三阴"六个阶段。

对应四时,以春天少阳为例,《素问·四气调神大论》言:"夜卧早起,广步于庭,被发缓形,以使志生,生而勿杀,予而勿夺,赏而勿罚,此春气之应,养生之道也。"这个阶段,经常会听到有人说"穿多了就觉得热,穿少了就觉得冷",这就是少阳的感觉,本质是因为大自然能量交换少。对应四时脉,春天正常的脉管是微弦的,因为人体气血呈现出稍微束缚的状态。也就是说,人体与外界能量交换不能多了,也不能少了,有种若即若离的感觉,这样才能维持人体能量的稳态。夏天能量交换多,脉口就滑利一些,同样也是为了维持人体的稳态。"秋日下肤"和"冬日在骨"都是同样的道理。

对应五行，少阳之人与五行体系中的木形之人类似，《灵枢·阴阳二十五人》言："木形之人……其为人苍色，小头，长面，大肩背，直身，小手足。有才，好劳心，少力，多忧劳于事，能春夏不能秋冬，秋冬感而病生。"木形之人好操心，劳于事，对事情往往考虑颇多，瞻前顾后。这种性格特点就决定了机体稳态呈现出不能多一点也不能少一点的气血状态，这时机体的稳态便是少阳。一般来说，体型大多长不胖，经典描述为"少力"。与之对应的脉象上也多呈现弦脉，若即若离的感觉，能量交换不能太多，否则就容易出现气血偏颇而得少阳病。

另外，很多体质亦可以用"能量守恒"来解释。比如酒客（常年饮酒之人），中医学形容其体质为湿热体质，一般症见大便黏腻、小便黄、动则汗出、口臭等，察其舌往往舌苔黄腻，与之对应的脉象也多呈现滑利的现象。在没有使机体稳态失去平衡之前，究其原因也是机体与外界能量交换较多使然，故酒客多为三阳体质。因此，三阴三阳体质的核心内涵依然是能量交换的多与少，在维持机体稳态的前提下，与外界能量交换多则为"阳"的状态，比如很多壮汉冬天也穿薄衣；与外界能量交换少则是"阴"的状态，比如很多体质瘦弱的人夏天也得穿厚衣。春天看到路上形形色色的人，有穿 T 恤的，亦有穿羽绒服的，等等，这就是不同的体质使然，其实就是不同的阴阳气血状态。

以上是"三阴三阳"或"六经"的状态，此为常。那什么是"三阴三阳病"或"六经病"呢？

人体有很强的自我保护机制，这个机制就是维持自身的能量稳态，一般不容易打破，即阴阳平衡而不病。比如说冷热，身体往往比我们的思想意识聪明，在我们还没有意识到冷之前，身体能量消耗多一些，就会自发地打寒战告诉你冷，通过正常的加衣或者喝热稀粥，人体经过自我调节就会恢复成稳态，此为正常"三阴三阳"的状态。如果身体告诉你冷，但有些人偏偏要风度不要温度，这时候如果摸脉一定是弦紧脉，是机体为了维持稳态而束缚气血，进而减少能量交换使然。若时间久了，能量稳态被打破，就出现了病态，这便是"三阴三阳病"。有时候我们太自以为是，人为规定要禁忌这个，最好吃那个……其实这些条条框框都是死知识，《素问·至真要大论》言："夫五味入胃，各归所喜……久而增气，物化之常也。

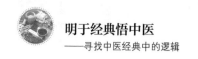
气增而久，夭之由也。"胃以喜为补，但若长期偏嗜某种食物，则容易出现"夭之由"，进而导致能量稳态被打破，从而也会出现"三阴三阳病"。

由此可以看出，"六经病"与"六经"不同，气血出现了倾移，能量稳态被打破，那如何进一步区分六经病呢？由于内伤或者外感，使人体产生了正邪交争或者免疫应激状态，根据人体气血状态或能量状态奋起抗邪的程度，就可以分出"三阴三阳病"，简称"六经病"。若人体奋起抗邪的程度比较剧烈，气血向外倾移，战场在外围，病位在表或半表半里，则称之为"阳病"或"阳证"；若人体奋起抗邪的程度比较消极，气血无力向外，战场在内部，病位在里，则称之为"阴病"或"阴证"。奋起抗邪的程度由什么决定？身体的能量稳态，说直白一些，就是身体的本钱。在以前营养状况比较差的年代，像《骆驼祥子》里描写的那样，身体强壮的人患了伤风可能不吃药很快就好了，但身体虚弱的人患了伤风可能就得在床上躺半月。老百姓常说"多吃饭，身体长壮了，才能抗折腾"，其实质就是提高自己的能量稳态。

何为"病进"或"传经"

仍以少阳病为例：由于内伤或者外感的因素，产生了正邪交争，但是身体为了保持相对的平衡，不敢拼命去打一仗，所以只能出现这种若即若离的郁闷状态。症见寒热往来，能量鼓荡一下，就热一些；但能量鼓荡还不能尽兴，于是就得冷静下来。同理，心烦喜呕、胸胁苦满等症状都是这种战战兢兢、瞻前顾后的少阳病状态。正常情况下，通过这种正邪交争或免疫应激反应，假以时日机体一般都会自愈，也就是恢复正常少阳状态的阴阳平衡。那什么时候是异常状态？一者，如果邪气太盛，如突发的病毒感染，机体觉得鼓荡一下根本没办法打赢它，便只好拼命打一仗，于是就产生了剧烈的症状反应，这就是少阳之人出现了太阳证或者阳明证，一仗打赢了便可休养生息。但由于机体是少阳状态，国库本来就不足，一仗打下来，国库就亏空了，经不起一而再再而三地打仗，打输了便丧权辱国，古人则称之为"病进"或者"传病"，从而转为三阴病。明白了上述医理，就可以理解为什么《伤寒论》论述少阳病"不可发汗""不可吐下"，只能用"和法"的原因，其实都是为了维护机体的能量稳态。

再者，少阳病假使没有剧烈的正邪交争，但却一直僵持不下，始终处于耗损状态，国库仍然会不足，也会出现"传经"的现象，进而表现为阴证。由此可以看出，所谓的"病进"或"传经"，其实质便是能量稳态的降级。如果转为少阴病，则对外邪或内伤处于一个反抗虚衰的状态，症见手足身寒、畏寒而蜷、但欲寐、脉微细等。

对于处于阴阳转换阶段的阳明和厥阴来说，这两个阶段与春少阳、夏太阳、秋少阴、冬太阴不同。一者，处于过渡期，时间相对短暂；二者，阴阳转换阶段，气候容易失去缓冲，造成寒热冲突较大的极端天气。阳明阶段暑天多，地下稳态的阈值可能为下限，更容易偏内虚；厥阴阶段更加寒冷，地下稳态阈值可能为上限，更容易偏内热。同理，阳明病和厥阴病在疾病发病上也具有上述两个特点：一者，病程比较短，很容易出现转归；二者，症状比较剧烈，多表现为真热、真寒或寒热错杂。

以阳明病为例，阳明病最主要的两个证：一者为白虎汤证，一者为承气汤证，两证都有比较剧烈的症状。如果处理不及时，特别容易出现变证。若白虎汤证日久，则容易出现"热而烦渴，口干舌燥"的表现。因此，仲景在《伤寒论》中论述较多的反倒是白虎加人参汤，吴鞠通则在《温病条辨》中论述暑温时更是直接言："脉浮洪者，白虎汤主之；脉洪而芤者，白虎加人参汤主之。脉若散大者，急用之，倍人参。"若气血再进一步外张、消耗，容易出现"汗多脉散大，喘喝欲脱者"，吴鞠通主张用生脉散。在疾病发生发展的过程中，症状没那么剧烈，处于僵持状态却一直耗伤气阴时，竹叶石膏汤、麦门冬汤都是可用之方，吴鞠通在《温病条辨》中也都有所阐述。

通过白虎汤证的病机演变过程也可以看出，阳明病虽然表现在外症状剧烈，其实特别容易内虚，这是由于气血全都处于消耗的状态使然。若体质强壮或者机体能量稳态较高的情况下，可能会自愈；若能量稳态较低的情况下，特别容易"病进"。西医学碰到高热的情况，其治疗最重要的也是营养支持，充分补液，其实质也是维护能量稳态。试想，在战乱动荡、饥荒连年的古代，百姓的能量稳态肯定不会太高，如此才会出现仲景描述那

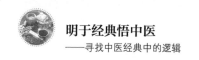

样的场景："余宗族素多，向余二百，建安纪年以来，犹未十稔，其死亡者，三分有二，伤寒十居其七。"可见在古代体质稍差点的人患了伤寒可能就是致命的病，特别容易出现"病进"。

同样的道理，承气汤证也是这样，所谓的"急下存阴"，其本质也是让快速消耗的气血或能量迅速归于平静。吴鞠通在《温病条辨》中有"承气者，承胃气也"之言，王晋三在《绛雪园古方选注》中持"承气者，以下承上也"之见，这些都是对承气汤清泄亢奋之气的传神表达。若不能急下存阴，特别容易由"阳道实"转化为"阴道虚"。关于这一点，仲景在《伤寒论》中有多条经文都有所印证，如赵开美影印版宋本《伤寒论》在表达"阳明之为病，胃家实是也"时，小字旁注为"胃家寒"；"阳明病……必大便初硬后溏。所以然者，以胃中冷，水谷不别故也"；"阳明病，不能食，攻其热必哕。所以然者，胃中虚冷故也"，等等。

中医是顺势而为的医学

大体而言，对于三阳体质的人，能耐秋冬，不耐春夏；对于三阴体质的人，能耐春夏，不耐秋冬。还有一种情况，《金匮要略》言："劳之为病，其脉浮大，手足烦，春夏剧，秋冬瘥。"虚劳之人，阴阳俱虚，亦包括阴亏阳亢之人，能量稳态太低，稍微有点升发或者能量消耗，就会出现虚亢之证。这些现象都是机体在维持能量稳态的前提下，自身阴阳调节，顺势而为使然。因此，常人一年四季都可以维持能量稳态而不使其失衡，即使出现伤寒、中风等外感性疾病，一般都可以自愈。这也是为什么西医学对于流行性感冒（病毒感染）的治疗，即使没有特效药，只要营养支持到位，大部分人也都可以自愈的原因。人体自有大药，最好的治疗方式是免疫应激反应或者正邪交争，而不是对抗治疗。其实，中医治病的实质便是顺势而为，维护人体的能量稳态，帮助人体进行正邪交争。

先看《伤寒论》中三阳病的治疗，为什么桂枝汤、小柴胡汤要有姜、枣、草？白虎汤有粳米、甘草？三阳病气血出现了倾移，外张抗邪，能量势必耗损，补充能量很重要，古人称之为"顾护胃气或津液"为第一要义，这便是顺势而为。在现代社会应用经方是不是非得用姜、枣、草呢？我个人认为现代人与古代人最大的差别不在于病种，而是营养状况有差别。《灵枢·根结》有"膏粱菽藿之味，何可同也……刺布衣者深以留之，刺大人者微以徐之"之言，张仲景在《金匮要略》也用到"夫尊荣人"的字眼。另外，古代很多文人墨客也表达了长期服用"菽藿"的凄惨场景，如《荀子·荣辱》言："今使人生而未尝睹刍豢稻粱也，惟菽藿糟糠之为睹，则以至足为在此也。"南朝王僧孺在《伤乞人》诗云："苇蓆何由足，菽藿不能周。"由此可见，古代王公大人与布衣匹夫百姓还是有很大差别的。对于这些能量稳态低的人，如果出现三阳证，姜、枣、草是必要的，不可删减，必要的时候还要加人参。但现代社会很多患者平素肥甘厚味过盛，一查舌象，舌苔厚腻，这时若出现三阳证，要注意"甘者令人中满"的问题。如果临床诊断这类患者恰为小柴胡汤证，我个人最喜欢用柴平散去甘草、大枣，疗效很好。再看《伤寒论》三阴病的治疗，大体都是甘温之品，甚至辛温之品，用以鼓荡能量为主，这也是顺势而为。

中医是顺势而为的医学，明白了能量稳态的重要性，正常人一年四季顺其自然就好，不用过度干涉。不知道社会上何时开始流行起中医"养生"的概念，难道是取春天具有生机盎然之意？春天要养生，到了冬天反而应该养藏，一年四季应该"养生、养长、养收、养藏"才对。对于形形色色之人，气血状态都不尽相同，不要人为地对机体气血状态进行过度干预。平素状态是少阳之人，其气血状态正常就应该若即若离，却拼命每日进补，最后一定会郁而化热，打破能量稳态从而产生疾病。因此，不管是"六经"还是对"六经病"的治疗，维护能量稳态为第一要义。陈修园毕其一生总结学习《伤寒论》的体会，用"保胃气，存津液"六个字来概括，可见具有非常高的见地。

六经与六病

——六经辨证，其本质为"六病辨证"

　　《伤寒论》通篇没有"六经"一词，每病之首也并无"经"字，其固定格式是"辨某某病脉证并治"，即"太阳病""阳明病""少阳病""太阴病""少阴病""厥阴病"。张仲景也没明确说明自己的辨证体系是六经辨证，但从宋代开始一直延续到今天，一提起《伤寒论》的辨证体系便冠以"六经辨证"来指代。那么张仲景学习的理论体系是什么？后世所谓的"六经"到底应该指代什么？

张仲景都在看什么书？

　　《伤寒论·自序》中写道："勤求古训，博采众方，撰用《素问》《九卷》《八十一难》《阴阳大论》《胎胪药录》，并平脉辨证，为《伤寒杂病论》合十六卷。"作为一代医圣，也是要通过读书思考，才能将理论体系内化于心，从而写出旷世经典之作。我们作为后人，还有什么理由不读书呢？

　　首先是《素问》《九卷》《八十一难》，这些都是讲医理的书。昔黄帝作《内经》十八卷，其中九卷名《素问》；另外九卷无书名，汉晋时被称为《九卷》或《针经》，唐以后被称为《灵枢》（此书名首出自王冰之口，可能与其崇信道教有关）。虽然《内经》非一人一时之作，但主要部分形成于战国至东汉时期。从成书年代来看，《内经》和《难经》成书皆早于《伤寒论》，故自序中前三本书很可能就是以前的《内经》和《难经》，只不过张仲景看到的版本更为精炼。我想至少仲景先师没有看到七篇大论，据文献考证，关于运气学说的七篇大论是唐代王冰在整理《素问》时补入的，因此，有学者通过五运六气的角度来理解《伤寒杂病论》的思维方式就值得思考求真了。

其次是《阴阳大论》，在《素问·著至教论》还有关于《阴阳传》的记载，言："黄帝坐明堂，召雷公而问之曰：子知医之道乎？雷公对曰：……愿得受树天之度，四时阴阳合之，别星辰与日月光，以彰经衡，后世益明，上通神农，着至教，疑于二皇。帝曰：善！无失之，此皆阴阳表里上下雌雄相输应也，而道上知天文，下知地理，中知人事，可以长久，以教众庶，亦不疑殆，医道论篇，可传后世，可以为宝……子不闻《阴阳传》乎！"这是一段关于老师黄帝与学生雷公讨论对"医道"看法的对话，雷公和黄帝各自表达了自己的见解。最后，老师黄帝说如果要深入了解医道，《阴阳传》是不可不读的，由此可见这本书的重要性。当然还有学者推断《阴阳大论》是《周易》之别名，认为"阴阳虽备于《内经》，变化莫大乎《周易》"。我觉得姑且不谈论考据学，单从字面来看，阴阳推演必定是仲景先师谈论医理非常重视的。

最后一本是《胎胪药录》，李阳波先生在《开启中医之门》里有一篇《胎胪药录解》，认为"胎胪"是指在胎息状态下，人体气机对事物的感知力更为专注与纯粹，即传统文化的"内证省察"。以前我还不太相信童子功的重要性，有一次，我与两岁的女儿一起诵读《素问·四气调神大论》，我诵读了若干遍，还没记忆多少，女儿已经将其背得滚瓜烂熟了，我想这就是幼儿时期专注力足够高的原因。由此可以推断，《胎胪药录》可能是一本关于体察药物性味和功用的"药理"书。

关于《伤寒论》整个序言有一个说法，认为自序不是张仲景自己写的，而是西晋王叔和在整理《伤寒论》的过程中代写的，为什么？参照西晋皇甫谧在《针灸甲乙经·序》中的相关记载："伊尹以元圣之才，撰用《神农本草经》以为《汤液》，汉张仲景论广汤液为十数卷，用之多验。"因此，有学者得出的结论是《伤寒论》不是根据《黄帝内经》撰写而成，而是与《神农本草经》《汤液经法》一脉相承的。从逻辑上来看，若张仲景写《伤寒杂病论》是受《本经》与《汤经》的启发，在自序里应该不会将这么重要的两本书漏掉。有关皇甫谧"张仲景论广汤液为十数卷"的内涵，民国杨绍伊所著《伊尹汤液经》有两种说法：一是从文字学考证的角度，《伤寒论》是张仲景

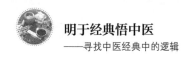
论广《汤液经法》而成，并认为《汤液经法》一字无遗地保留在《伤寒论》中；二是仲景书应该称为《广汤液论》，乃为《汤液经法》而广论之者，《汤液经法》最初没有十数卷，仲景广之而成十数卷，故云"论广汤液为十数卷"。也就是说，张仲景所著的《伤寒论》并不是从无到有，而是在《汤液经法》基础上结合自己的思考从而形成一套独有的理论体系。

《针灸甲乙经·序》又言："近代太医令王叔和撰次仲景遗论甚精，指事施用。"从这句话中可以明确两件事：一是王叔和确实整理过张仲景的《伤寒论》，而且还非常认真；二是皇甫谧与王叔和是同时代人，王叔和年长于皇甫谧。西晋时期，严格说是处于三国魏之后到唐之前这一历史阶段。因此，王叔和与皇甫谧可以说是处于最了解张仲景的时代，而且对《伤寒论》都有过评述，是名副其实的权威专家。假使《伤寒论》的自序真是王叔和代写的，那么同时代的两位权威专家都在总结同一位德高望重医圣前辈的大医之路，谁是谁非？我想这是一个仁者见仁，智者见智的事情。而且从《伤寒论》成书内容上看，单独说《伤寒论》是论广《汤液》，还是传承《内经》，都不免过于片面。因此，我宁愿相信皇甫谧与王叔和说的都是真的。那么张仲景读过的书有史可查的便又多了两本：一本是讲本草的《神农本草经》，另一本是讲理、法、方的《汤液经法》。

写到这里，突然觉得今天的我们好幸福！原来张仲景看的书，几千年之后的我们都可以看到。我们还需要老先生们苦口婆心地提醒"由博返约"，重视"四大经典"吗？张仲景是多么实在的人啊！早就非常明确地把书单都列出来了，我们后辈只需要心随张仲景目光所至即可。讲理法的书：《素问》《灵枢》《难经》《阴阳大论》《汤液经法》（即论广《汤液》的《伤寒杂病论》）；讲方剂的书：《汤液经法》；讲本草的书：《胎胪药录》《神农本草经》。综上，张仲景看过的书，"理法"占其大半，然后便是"方药"。理、法、方、药，一以贯之，这便是学习中医的法门。

心随仲景目光所至，就明白了六经

了解了张仲景的案头书单，心随仲景目光所至，我们来分析一下后世所谓的"六经"。

《伤寒论》通篇没有"六经"一词，"六经"一词最早见于《黄帝内经》，在《灵枢·终始》《灵枢·经脉》《灵枢·卫气》《素问·阴阳应象大论》等多个篇章中皆记载了关于"六经"的字眼，根据上下文的文意，都是指代"经脉或经络"。宋金时期，"六经"一词开始被正式用于指代《伤寒论》中的"三阴三阳"，随之也就出现了"六经辨证"的概念。于是，后世医家慢慢就衍生出一系列解读"六经辨证"本质内涵的各种学说。其中，对后世影响最大的当属"经络说"，按道理说，六经指代经络那就好好谈论经络吧，却又规定了"传足不传手"。更让人惊讶的是，这种逻辑思维竟然受众者广！最先提出《伤寒论》六经指代人体经络的医家为宋代的朱肱，在其著作《活人书》中言："治伤寒先须识经络，不识经络，触途冥行，不知邪气之所在。"其明确指出：六经是足太阳膀胱经、足阳明胃经、足少阳胆经、足太阴脾经、足少阴肾经、足厥阴肝经。说句偏激的话，这是欺负张仲景不懂经络吗？

宋代的医家肯定看过《伤寒论》的自序，仲景先师明确说过自己看过《九卷》，宋代时《九卷》已经改称《灵枢》了，而且在《伤寒论》中很多条文仲景直接将穴位处方列出，如171条"太阳少阳并病，心下硬，颈项强而眩者，当刺大椎、肺俞、肝俞，慎勿下之"。可见，张仲景不仅通晓经络，而且可以做到针、药并用。对于一本理法逻辑性非常强，并且文笔表达质朴到乡音方言皆可寻觅的经典著作（"不中与也"，即河南方言），张仲景没有必要将"经"字隐晦，避而不谈经络。因此，太阳病一定不是"太阳经络病"，从经络的角度解读《伤寒论》这条路的逻辑方向是值得商榷的。

人体的五脏六腑、经络气血等作为生理病理基础肯定参与"三阴三阳"的变化，这是毫无疑问的。不管是从脏腑角度，还是经络角度，都可以部分地解释"六经"。这也很好理解，因为脏腑经络、气血营卫等是生理基础，如同参与北京奥运会万人《文字》表演的个体一样，但不免"只缘身在此山中"，缺少登高望远的大局观，不能洞察整体的变化规律。以少阳病为例，"寒热往来，胸胁苦满，默默不饮食"等症，是仅涉及足少阳经的问题，还是只与肝胆有关？恐怕都不全面。因此，十二经脉、五脏六腑等生理基础只有对外邪或内伤致病因素做出了不同的应激反应，而呈现出相关的病理现象或气血状态，才能用阴阳来客观描述，这个动态变化则称为"三阴三阳"。也就是说，"三阴三阳"是洞悉人体气血状态变化的浓缩表达。有同学跟我讨论，《伤寒论》的太阳病、阳明病、少阳病、太阴病、少阴病、厥阴病，可不可以用Ａ、Ｂ、Ｃ、Ｄ、Ｅ、Ｆ去代替？如果单纯从概念的角度来说，我觉得完全可以，只是一个病名的代称而已。但如果将"阴阳"落到实处，从阴阳推衍的角度去明晓医理，那么"六经"病名无可替代，其背后是具有理法意义的。

健康的生命体，其基本状态是阴阳平衡，即呈现能量稳态，经典中诸如"阴阳均平""阴平阳秘""阴阳不测"等字眼都是用来形容机体形神兼备的状态，故"谓之神"。如果机体由于内伤或外邪使人体产生了正邪交争或者免疫应激状态，这时候气血出现了倾移，能量稳态就被打破了，从而呈现出"阴阳偏测"的状态。前文《阴阳的思考》已经明确陈述，根据人体气血状态或能量状态奋起抗邪的程度，也就分出了"三阴三阳病"。如《素问·天元纪大论》言"阴阳之气，各有多少，故曰三阴三阳"；《素问·至真要大论》言"帝曰：愿闻阴阳之三也何谓？岐伯曰：气有多少，异用也"；《素问·阴阳应象大论》言"审其阴阳，以别柔刚，阳病治阴，阴病治阳，定其血气，各守其乡"。因此，三阴三阳才是"六经"，实质上反映了人体阴阳气血盛衰变化的规律。太阳病就是太阳病，不是太阳经病，也不是某一脏腑病，从宋代开始正式提出的"六经"称谓，从逻辑上分析，应该称为"六病"。六病既能反映出表里位置，又能反映出寒热虚实，最主要能反映出阴阳气血盛衰的动态变化，故"六经辨证"其本质是"六病辨证"。

《灵枢·病传》有言："明于阴阳，如惑之解，如醉之醒。"只有落实阴阳与六经的概念，才能够体察到"六经辨证"体系反映的气血盛衰变化。我想，《伤寒论》作为经典显学令后世"思过半矣"的意义正是基于非常严密的逻辑辨证体系，而不仅仅是一堆古方与证候的知识堆砌。明了阴阳推演的基础之后，中医的五行、病机、脉理以及本草、针艾的作用机理便可一一贯通，《伤寒论》各篇的方药便不再仅仅是经方，后世林林总总的名方亦不再是时方，皆会成为"见病知源"理法思维下的屡试屡效方。

附：有关"阴阳平衡"的表达

《易·系辞》："一阴一阳之谓道，阴阳不测之谓神。"

《素问·天元纪大论》："物生谓之化，物极谓之变，阴阳不测谓之神。"

《素问·调经论》："阳注于阴，阴满之外，阴阳均平，以充其形，九候若一，命曰平人。"

《素问·生气通天论》："阴平阳秘，精神乃治。"

五行的思考

——五行，其本质是一种因素归类法

我曾经阅读了一篇关于"五行"的文章，让我颇有感慨。作者非中医专业人士，而是搞地质勘探的中医爱好者。他在文章中谈到在某知名论坛上某中医专家将"金生水"翻译给外国人听时，用"高温炉将金属化成水"来描述，当时外国友人一头雾水，便发出疑问："如果用金属化成的水去浇木，木不就被浇死了吗？"可以说，这样的质疑非常合理，最后专家支支吾吾也未给出合理的解释。于是，作者本着科学严谨的态度，从自然界矿物的生成、加工、搬运等过程来考证，认为黄金经过转化只是"金"的液体状态，而不能变成水（H_2O），但岩石却能生成水。因此，作者认为古代的"金"是一种会意字，是岩石的代名词，认为"金生水"即"石生水"，而金生水只是一种主观臆想的认识，这样的解释才能捍卫祖国文化，更符合科学精神。

作者作为一个非中医人士，却是一个中医的捍卫者，本着不让别人嘲笑中医的态度写此文章，让我很是感动。但是作为中医人士，我们为何不能深入思考中医"阴阳""五行"最根基的理论呢？想起在最开始学习《中医基础理论》时，老师为了让同学们便于记忆也是这样教的：火能让金属软化或熔化，故火克金；金属铸造的工具可锯断或砍伐树木，故金克木……那么反问：金属还能铲土，是不是金克土也成立呢？因此，这些解释完全就立不住脚，而且对中医的临床没有任何价值！非常喜欢李克绍老的著作，在《伤寒解惑论》一书中，里面有一篇"对传统的错误看法要敢破敢立"的章节，李老说："除了分析旧注要有科学的态度以外，批判旧注还要有敢破敢立的精神。"

其实，早在隋代《五行大义·论相生》中就存在对五行相生关系（如图 6 所示）这样机械的解释，言："木性温暖，火伏其中，钻灼而生，故木生火；火热焚木，木焚而成灰，灰即土也，故火生土；金居石依山，聚土成山，津润而生，山必长石，故土生金；销金亦为水，所以山石而从润，故金生水；水润木能出，故水生木。"试问，中医最核心的概念，用这样牵强附会的注解来阐释，且不说外国人能

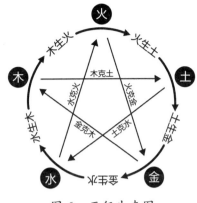

图 6 五行生克图

不能听懂，就是我们中医专业人士自己临床用之，也难免自欺欺人罢了。

中医的核心理论一定要落地才能有出路！

五行生克，皆以气而不以质也

五行最早见于《尚书·洪范》，言："五行：一曰水，二曰火，三曰木，四曰金，五曰土。水曰润下，火曰炎上，木曰曲直，金曰从革，土爰稼穑。润下作咸，炎上作苦，曲直作酸，从革作辛，稼穑作甘。"可以说，这是对五行概念最经典的论述，我认为这段文字也把五行背后的内涵表达得很清楚，下文试论之。

西汉董仲舒在《春秋繁露》里指出："天地之气，合二为一，分为阴阳，判为四时，列为五行。行者行也，其行不同，故谓之五行。五行者，五官也，比相生而间相胜也。"行者，行也，天地之气运行之意，因为"其行不同"，便产生了五行的概念。古人的这种思维方式是相当有道理的，也很好理解，好比现在我们画一个坐标来描述一个事物的动态变化（如图 7 所示），

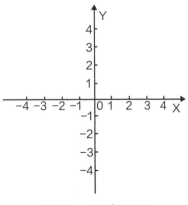

图 7 坐标象限图

大方向上也就存在五个选择，向上、下、左、右运动，或者在原点周围徘徊，将这五个方向把握清楚了，其他方向我们都可以用坐标或向量表示出来。在上古时代，古人把天也按照五行的方位划分用来描述星宿（如图8所示），如《三辅黄图·卷三》中记载："青龙、白虎、朱雀、玄武，天之四灵，以正四方，王者制宫阙殿阁取法焉。"后来《淮南子》又补充道："中央，土也，其帝黄帝，其佐后土，执绳而制四方，其神为镇星，其兽黄龙。"也就是说，青龙为东方之神，白虎为西方之神，朱雀为南方之神，玄武为北方之神，黄龙为中央之神。后世的风水学布局方位大都也遵从于此，最常用的词语便是"坐北朝南"。其中，神兽和五行的关系如下。

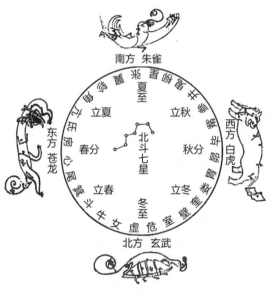

图8　二十八宿与五行

东方青龙五行属木，其色青；

南方朱雀五行属火，其色赤；

西方白虎五行属金，其色白；

北方玄武五行属水，其色黑；

中央黄龙五行属土，其色黄。

五行，正因为定义了五个方位，随之也就产生了"动因"，从而促使一切万物时时刻刻处在动态的行为变化中，故民国著名哲学家冯友兰将"行"归纳为形成世间万物的动因、活动。对于天地之气而言，《说文解字》将这种"行"产生的动态变化形容为"阴阳在天地间交舞也"。正因为其行不同，动因有异，也就出现了董仲舒口中的"比相生"和"间相胜"，于是，五行就产生了相生、相克的概念。《四圣心源》言："其相生相克，皆以气而不以质也，成质则不能生克也。"我认为黄元御一语道出了五行生克的本质。何为"质"？哲学上给"质"下的定义："质就是事物成为它自身并区别于他事物的内部所固有的一种规定性。"因此，只有动态变化的"气"才能生克，而到了"质"的阶段，就变成了事物的固有属性了，其特点便是稳定性，不存在生克。明白了五行生克的机理，此时再反观类似"用金属铸造的工具可以锯断或砍伐树木，故金克木"这些对五行生克的注解，是不是感觉非常荒诞不经？我想，任何坚固的材料都可以将木头砍断，在金属没出现之前，古人都是用尖锐的石头来凿断木头，是不是"土/石克木"也成立呢？由此可见，物质固有属性之间的差异所造成的强与弱不是五行生克。中国的文字文化底蕴深厚，克服困难的"克"与篆刻文字的"刻"是不是就可以表达无形的"气"与有形的"质"之间的差异？人与人之间并不是长得强壮的能够"克"长得文弱的，而是秉性气质的不同才会发生相生相克，俗语言"官大一级压死人"，其实也就是官职赋予人的气场不同。同理，"脏腑"之间在西医学解剖层面不存在五行生克，但中医"脏腑"的气机升降就存在五行生克了，正如《素问·玉机真脏论》言："五脏受气于其所生，传之于其所胜，气舍于其所生，死于其所不胜。"

《道德经·四十二章》言："道生一，一生二，二生三，三生万物。万物负阴而抱阳，冲气以为和。"万事万物皆有两面性——负阴与抱阳，无形与有形之间的不和谐是绝对的，但正因为"气"发生着无休止的动态变化，便会促使事物向相对统一的方面发展，故曰"冲气以为和"。由动态变化的"气"转化为固有属性的"形或质"，中间的过程古人称之为"变"，这种"变"是有力量的，蕴含着事物的属性。那么，五行的"气"转化为"质"这中间过程产生的"变"是什么？五味出焉！这时候就明白了《尚书·洪范》对五行精辟传神的论述："润下作咸，炎上作苦，曲直作酸，从革作辛，稼穑作甘。"本草负阴而抱阳的冲和状态正是"性、味"，故中药的四气五味可以纠正五脏六腑的阴阳之偏。

何为五行生克？即五行之气的运动相辅或制衡。所谓相生，《尚书》"好生之德"之意，推动事物产生发展的力量就是生。木曰曲直（春），火曰炎上（夏），土曰稼穑（长夏），金曰从革（秋），水曰润下（冬），通过阅读黄元御的《四圣心源》，我们发现五行相生实际上就是一年四季气机的变化，其实也是一气的往来。生，促进、增益之意，是推动产生一气循环的根本力量。《难经》将五行之间的相生关系比作母子关系，即生我者为母，我生者为子。以木为例，生我者为水，则水为木之母；我生者是火，则火为木之子。将五行打比方成母子关系，在逻辑上我认为不是很恰当，直至名晓了"生，即好生之德"，方才明白促进发展才是"相生"的本质内

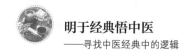
涵，难怪中医有句谚语："学医不读黄元御，五行生克迷宗趣。"所谓相克，就是制其太过，而非矛盾对立之意，《四圣心源》亦将这种规律点破："相克者，制其太过也。木性发散，敛之以金气，则木不过散；火性升炎，伏之以水气，则火不过炎；土性濡湿，疏之以木气，则土不过湿；金性收敛，温之以火气，则金不过收；水性降润，渗之以土气，则水不过润。"按照木（春）、火（夏）、土（长夏）、金（秋）、水（冬）季节的气机的顺承来看，发现每相隔一位，生气就会过盛，需要有克制的力量来进行约束或者制约。此时再来体会《尚书·洪范》对五行精辟传神的另一半论述："水曰润下，火曰炎上，木曰曲直，金曰从革，土爰稼穑"，五行之间的逻辑关系便会豁然开朗，所谓的五行，其实是一种因素归纳法，亦然可以对应数学模型中坐标象限的逻辑。以木、火、水三者之间的逻辑关系为例，生机条达之象（曲直）代表木，欣欣向荣之象（炎上）代表火，凝静沉敛之象（润下）代表水。任何自然和社会现象，皆始于星星之火（木），方可以形成燎原之势（火），要想使发展持续更久，必然需要冷静理性（水）来制约。因此，五行相生可保持气的长久延续，五行相克则可保持气的稳定平和。人体的五脏六腑亦是如此，只有气机有序不停地升降出入，方可实现生克平衡，从而生长壮老已、生长化收藏。当人体五脏六腑的生克循环出现异常时，便失去了冲和之气，从而出现了"变"，以致于呈现出异常的气血状态，在医者的眼睛里就是病机。变，最开始仅仅表现为无形的症状，但时间久了，由"无形"向"有形"转化，也就变成器质性病变了，此时便具有"质"的属性，即稳定性。针对器质性病变，西医学目前最有效的手段依然是非常直接的手段——手术切除。同理，根据中医的思维方式，无形至有形的过程，与之对应的便是扁鹊与桓侯的故事："疾在腠理，汤熨之所及也；在肌肤，针石之所及也；在肠胃，火齐之所及也；在骨髓，司命之所属，无奈何也。"

临床上，将脏腑的生克循环恢复正常的治疗方法便是五行生克理论，《金匮要略》云："夫治未病者，见肝之病，知肝传脾，当先实脾，四季脾旺不受邪，即勿补之，中工不晓其传，见肝之病，不解实脾，惟治肝也。"可以说，张仲景给运用五行理论指导临床实践做了一个很好的示范，后世医家逐渐演变出一系列具体的五行生克治则，如补肝养心法、培土生金法、滋水涵木法、抑木扶土法、培土制水法、壮水制火法等。以"金生水"为例，简述五行生克理论应用启发。周慎柔在《慎斋遗书》中言："二尺浮大，肺气先绝（张东扶曰：二尺浮大知是肾虚，确缘肺金先败，不能生肾水）。""一内伤病，左尺有力系虚火动，方用人参四两，黄芪四两，甘草一两，生地一两……盖重用参、芪、草大补肺气，金旺自能生水，单用生地滋阴降火，且引肺气直达于肾也。"这便是"金生水"理论在临床中的经典应用。明白五行生克的核心机理，临床治病就可以"从本"，如肾阴不足的病人，很多情况下是因为肺气不降，金不能生水，因此单纯用六味地黄丸可能疗效就会一般，加一味五味子，名为"都气丸"，就会出现事半功倍的效果。若肺气不降甚至化燥，可能"清燥救肺汤"比"都气丸"滋肾阴的力量更强。以前一直不明白很多补肾的古方中习惯加桑叶、枇杷叶、紫菀、款冬花、杏仁或五味子之品是何用意，当读完关于虚劳证治的著作《理虚元鉴》时，顿时豁然开朗。汪绮石治疗慢性虚劳病的一个重要法门便是"金生水"，言："治肾要金行清化，不觉水自流长，金水才能归于一致。"其实，这也解释了《素问·脏气法时论》中"肾苦燥，急食辛以润之"的内涵，所谓"脏气法时"者，即"合人形以法四时五行而治"，也就是按照四时五行的气机生克规律来治病。

五行，对应人体实为五种气血状态

木、火、土、金、水，已经由五种具体物质抽象为天地之气动态运行的五种特质，对应人体便是五种气血状态，其具体如下。

木曰曲直：所谓"曲直"，使曲变直之义，好比树木要时时维持向上舒展的状态，生机条达之意。《说文解字·木部》言："木，冒也。冒地而生，东方之行。"冒地而生，生机旺盛之象，"碧玉妆成一树高，万条垂下绿丝绦"，对应四时为春天。凡具有此类特性的事物和现象，均可归属于木。

在人体对应肝，其"用"为《素问·灵兰秘典论》所言的"谋虑出焉"。推及人的性格为"木形之人"，《灵枢·阴阳二十五人》言："木形之人，比于上角，似于苍帝。其为人苍色，小头，长面，大肩背，直身，小手足。有才，好劳心，少力，多忧劳于事，能春夏不能秋冬，秋冬感而病生。"春脉或肝脉的正常生理脉象为微弦脉，《素问·玉机真脏论》言："春脉如弦，何如而弦……春脉者，肝也，东方木也，万物之所以始生也，故其气来软弱，轻虚而滑，端直以长，故曰弦，反此者病。"肝木的冲和之气为万物始生，其气来软弱。其反者有二，一曰太过，一曰不及，均当病。因此，若人体整日郁怒不可为，焦虑又无处发泄，气血大多处于拘紧的状态，必然失其冲和之气，容易得肝木之病。

火曰炎上：炎，火热也；上，即向上。所谓"炎上"者，便是蒸腾上升之意。《说文解字·火部》言："火，毁也。南方之行，炎而上，象形。"南方之行，火热气盛之象，"赤日炎炎似火烧，野田禾稻半枯焦"，对应四时为夏天。凡具有这类特性的事物和现象，均可归属于火。

在人体对应心，其"用"为《素问·灵兰秘典论》所言的"神明出焉"。推及人的性格为"火形之人"，《灵枢·阴阳二十五人》言："火形之人，比于上徵，似于赤帝。其为人赤色，广䏚，锐面，小头，好肩背髀腹，小手足，行安地，疾行摇肩，背肉满。有气，轻财，少信，多虑，见事明，好颜，急心，不寿暴死。能春夏不能秋冬，秋冬感而病生。"夏脉或心脉的正常生理脉象为微钩脉，《素问·玉机真脏论》言："夏脉如钩，何如而钩……夏脉者心也，南方火也，万物之所以盛长也，故其气来盛去衰，故曰钩，反此者病。"心火的冲和之气为万物之所盛长，其气盛去衰。其反者有二，一曰太过，一曰不及，均当病。因此，若人竞争意识很强，整日似打满鸡血的状态，气血大多处于强弩亢奋状态，必然失其冲和之气，容易得心火之病。

金曰从革：从，顺从也；革，即变革。所谓"从革"者，即顺从不违，秋刑肃杀之意。《说文解字·金部》言："金，从革不违，西方之行。"从革不违，气机折转之象，"风急天高猿啸哀，渚清沙白鸟飞回"，对应四时为秋天。凡具有这类特性的事物和现象，均可归属于金。

在人体对应肺，其"用"为《素问·灵兰秘典论》所言的"治节出焉"。推及人的性格为"金形之人"，《灵枢·阴阳二十五人》言："金形之人，比于上商，似于白帝。其为人白色，方面小头，小肩背，小腹，小手足，如骨发踵外，骨轻。身清廉，急心，静悍，善为吏。能秋冬不能春夏，春夏感而病生。"秋脉或肺脉的正常生理脉象为微浮脉，《素问·玉机真脏论》言："秋脉如浮，何如而浮……秋脉者，肺也，西方金也，万物之所以收成也。故其气来轻虚以浮，来急去散，故曰浮，反此者病。"肺金的冲和之气为万物之所收成，其气来急去散。其反者有二，一曰太过，一曰不及，均当病。因此，若整日"变革"，不知终始，俗语说"墙头草随风倒"，气血大多处于浮动不敛状态，必然失其冲和之气，容易得肺金之病。

水曰润下：所谓"润下"，滋润趋下，闭敛内藏之意。《说文解字·水部》曰："水，准也。北方之行，象众水并流，中有微阳之气也。"众水并流，气机安静蛰伏之象，"孤舟蓑笠翁，独钓寒江雪"，对应四时为冬天。凡具有这类特性的事物和现象，均可归属于水。

在人体对应肾，其"用"为《素问·灵兰秘典论》所言的"伎巧出焉"。推及人的性格为"水形之人"，《灵枢·阴阳二十五人》言："水形之人，比于上羽，似于黑帝。其为人黑色，面不平，大头，廉颐，小肩，大腹，动手足，发行摇身，下尻长，背延延然。不敬畏，善欺绍人，戮死。能秋冬不能春夏，春夏感而病生。"冬脉或肾脉的正常生理脉象为微沉脉，《素问·玉机真脏论》言："冬脉如营，何如而营……冬脉者，肾也。北方水也，万物之所以含藏也。故其气来沉以搏，故曰营，反此者病。"肾水的冲和之气为万物之所含藏，其气来沉以搏。其反者有二，一曰太过，一曰不及，均当病。因此，若人体整日若有私意，不舍其得，气血大多处于恐惧匿藏状态，必然失其冲和之气，容易得肾水之病。

土爰稼穑：所谓"稼穑"，"春种为稼，秋收为穑"，蕴含孕育生命、化生万物之意。《说文解字·土部》曰："土，地之吐生物者也。"地吐生物，厚德载物之象，"梅子金黄杏子肥，麦花雪白菜花稀"，对应四时为长夏。凡具有这类特性的事物和现象，均可归属于土。

在人体对应脾，其"用"为《素问·灵兰秘典论》所言的"五味出焉"。推及人的性格为"土形之人"，《灵枢·阴阳二十五人》言："土形之人，比于上宫，似于上古黄帝。其为人黄色，圆面大头，美肩背，大腹，美股胫，小手足，多肉，上下相称，行安地，举足浮。安心，好利人，不喜权势，善附人也。能秋冬不能春夏，春夏感而病生。"长夏脉或脾脉在《黄帝内经》中并无标准生理脉象，因为"脾脉者土也，以灌四傍"，气血运行正常

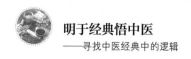

之时，从容和缓，不偏不倚，故《素问·玉机真脏论》言："善者不可得见，恶者可见。"其恶者为何？一曰太过，一曰不及，均当病。因此，若人体整日脑满肠肥，不晓户枢不蠹之理，气血大多处于呆滞壅困状态，必然失其冲和之气，容易得脾土之病。

五行，实为五种气机的运行状态，在人体则为五种气血运行状态，整体表现可以为五种不同的性格，这便是人的气质，西方将其称为"性格特质"。一个人的气血状态就决定了这个人的行为一定是有偏颇的，也决定了谁是你臭味相投的朋友，谁是你特别讨厌的人，当然也决定了一个人容易得哪方面的病，即疾病易感性……因此，大部分慢性内伤疾病往往是不容易痊愈的，只能做到缓解，因为禀性造成的气血状态不容易改变。但只要气血状态在合理的范围内波动，基本都可以"寿"，即"形色相得，富贵大乐"，若气血状态出现剧烈变化，则容易"夭"。欲知世间"形色"者，请听下文分解。

附：我与王颖辉老师的对话（内蒙古支边，于巴林右旗广场）

我：现实中人的性格可以用"五形之人"表示，也就意味着表达观点肯定带有自己的态度，包括理解经典。

王：说得对，你看古代层出不穷的医学大家，都想本着经典的原意去注解，如注解《黄帝内经》《伤寒论》，但好多观点都是矛盾的。

我：张锡纯、叶天士、李东垣都是我喜欢的医家，对中医都有自己的态度，只不过是尽量不偏罢了。但只要表达就难免有偏颇，这是个人的局限性。

王：说得对！如果真有不偏的人，我想一定能活成老子那样！（我竖起大拇指）

我：不教之言，无为而为……

形形色色

我个人很喜欢林语堂先生著名的长篇小说——素有"现代版《红楼

梦》之称的《京华烟云》，读罢全书仍有意犹未尽之感，特别值得细品。小说以北平曾、姚、牛三大家族兴衰为背景，全景式展现了现代中国社会风云变幻的历史风貌。书中着墨最多的四个人物——姚木兰、姚莫愁、孔立夫和曾荪亚，皆有其独特的魅力。给我印象最深的不是书中浮生若梦的故事情节，而是林语堂深厚的传统文化底蕴。

林语堂对"五行"的精妙论述

《京华烟云》里有一段谈论命格与婚姻的精彩描述："人有五种命型，就用金、木、水、火、土来代表。男女婚配，就是这种命型配合的学问。命型若配得好，可以彼此相辅，彼此相成。有的两种命型，即使不是两者相克，渐渐也趋于两者相伤。"

拍案叫绝！林语堂先生借五行之说精妙地阐释了自己的婚姻观。中国人自古讲求门当户对，其实这不是封建思想，而是中国传统文化的大学问。中国人的家庭观念非常浓厚，这种观念在封建社会尤其强烈。拿《围城》中方鸿渐和孙柔嘉失败的婚姻来说，他们的婚姻被大家庭里鸡零狗碎的生活琐事所累，这似乎应该怪罪于孙柔嘉在婚前没有出现一个愤世蔑俗的姐姐告诫她一句："嫁给他，就是嫁给了他的全家。"即使当代社会提倡婚姻自由，但是由于根深蒂固的中国传统文化观念，就算只奢望对小家庭负责的夫妻也不可避免受大家庭附加的感情关系以及社会道德伦理关系的影响。因此，中国式婚姻的幸福与否，与性格、家庭、事业等都密切相关。

何谓婚姻？不管在近现代还是当代社会，婚姻只是男女结合的一种保障制度而已。关于婚姻应该是两个人的事儿，还是两个家庭的事情，可谓仁者见仁，智者见智。钱钟书也不得不感叹："婚姻是一座围城，城外的人想进去，城里的人想出来。"在这方面，林语堂先生却选择抛开婆妈的封建关系，直接谈论婚姻的本质——"命型"的搭配。可见在林先生的眼中，所谓的"门当户对"不是物质的匹配，更多的是禀性的相投。

林语堂说，木兰是金命，莫愁是土命，荪亚是水命，立夫是木命。

姚木兰是林语堂心目中儒道结合的理想女子，他曾说："若为女儿身，必做木兰也！"她既有儒家世俗生存的智慧，又有道家逍遥自由的思想；姚莫愁则不同，她比木兰更加沉稳而实际，谋事细致，清新却不失烟火气，入世却不掩赤子心，比姐姐更能适应小家庭的生活；孔立夫有着与众不同的文雅气质，但天性愤世嫉俗，博学刚直，对诡诈伪善的事不能容忍，这大概是所有才华横溢人士的通病——孤傲之气；曾荪亚性格懦弱，胸无大志，随和宽大，对政治和事业都有些许迟钝。

文学艺术高于生活，但恰恰又来自生活。书中人物的性格非常鲜明，仿佛就是身边的你、我、他。且看书中姚太太请算命先生为两位女儿今后的婚姻状况和夫妻关系所做的预测。

"一个人皮肤细，五官清秀，聪明伶俐，就是金命。骨骼骨节突出而瘦削的人，是木命。多肉，懒惰，多黏液而迟钝的人，是水命。性急暴躁，眼睛乱转，轻浮不稳，前额上斜的人，是火命。沉稳安静，皮肉上线条圈厚丰满的人，是土命……姚太太问傅先生："莫愁是什么命呢？"傅先生说："莫愁是土命。沉稳，安静，圆通，富足。这些特点都很可贵，有福气。她的相是福相。娶了她的男人有福气。但是对荪亚就不相配。土若与水混和起来，结果只是软稀泥，这种婚配没有什么大好处"……傅先生低声说："立夫是木命，是木里的上品，土养木，木就滋长繁荣。他简直是红硬木，您是把他破不开的。但是他需要以柔来克。他跟莫愁的土相配，比和木兰的金相配还要好。但是他若配一个轻浮急躁的妻子，那就把他烧掉了。"

也许生活不存在假设，爱情和婚姻本身亦是深奥难解的课题，我们不妨像书中算命先生一样来假设一下这个婚姻课题：土命的莫愁和水命的荪亚在一起可能生活就像"和稀泥"，不过无伤大雅，一辈子会过得平淡如水。但书中土命的莫愁和木命的立夫结婚却不同，她就像风筝的引线一样紧紧地拉住立夫自由驰骋的缰绳，这便是传统文化所谓的"阳主阴从"，从而使疾恶如仇的立夫在乱世中可以明哲保身，进退自如。林语堂说"土养木，木就滋长繁荣"，在中国历史的敏感时期能够明哲保身的栋梁之材，我想其另一半大概都具有莫愁这种土性的气质。若金命的木兰跟木命的立夫在一起，结局有可能恰恰相反，在当时的历史背景下木兰很可能会鼓励（至少不会反对）甚至推动立夫参加爱国运动，这对于气盛才高的立夫，很可能招致灾难，后果不堪。但小说中金命的木兰与水命的苏亚结婚，正如林语堂说"金入于水会金光闪烁"，木兰此后一生里可能真的少了很多风浪。

爱情、婚姻来了，一切那么顺其自然，但似乎又命中注定。生活中很多夫妻经常吐槽说："婚前是优点，婚后变缺点。"就连钱钟书亦在《围城》中喟然长叹："老实说，不管你跟谁结婚，结婚以后，你总发现你娶的不是原来的人，换了另外一个。早知道这样，结婚以前那种追求、恋爱等等，全可以省掉。"但为什么婚后有的家庭幸福美满，有的家庭却鸡飞狗跳呢？究其原因，我想林语堂道出了本质，婚姻能使两个人的"命型"愈发显现了。关于命型搭配的直白表达，刘震云在其茅盾文学奖作品《一句顶一万句》中说了一句大实话："人活一辈子，不图个啥，就为个能说得着的人。"

命型与形色——《灵枢·阴阳二十五人》

写了这么多，是不是感觉像在分析文学作品，与中医有关吗？当然有关系。《素问·著至教论》言："上知天文，下知地理，中知人事，可以长久，以教众庶，亦不疑殆，医道论篇，可传后世，可以为宝。"关于"人事"，为医者不可不察！现代医学一直在提倡心理－社会－生物医学模式，本书也一直倡导"大医学观"。为医者不仅要知晓身病，还要体察心病；不仅要处方开药，还须施慰心药。

《荀子·非相》曰："人之所以为人者，非特以二足而无毛也，以其有辨也。"人与其他万物的区别，就在于人类有思维及其社会属性，浅显地说，这不就是心理－社会因素吗？马克思说过："人的本质在其现实性上是一切社会关系的总和。"人之所以为人，从根本上说，并不在于人的自然属性，而在于人的社会属性。社会的本质是协作，协作就要分工，分工就有差异，有差异就有比较，有比较就有分别心，有分别心就会产生内心冲突，有内心冲突就导致了身体诸多不适甚至疾病。那为什么不同的人会产生不同的内心冲突，有的人坦荡荡，有的人却长戚戚呢？究其本质原因，我想这就是林语堂书中所谈论的命型不同，现代心理学将其称为人格气质具有

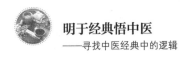
差异性。

我不太清楚林语堂有没有读过《黄帝内经》，但他口中"人有五种命型，用金、木、水、火、土来代表"的命型论说，让我想起了《灵枢·阴阳二十五人》中关于"形色"的论述，言："天地之间，六合之内，不离于五，人亦应之……先立五形，金、木、水、火、土，别其五色，异其五形之人，而二十五人具矣。"在前文我们对五行的本质做了初步探讨，五行，对应人体实为五种气血状态。《灵枢·阴阳二十五人》又言："血气之候以知形气。"故五种气血状态的人在肤色、形态、举止、心理特征以及时令适应能力等方面皆会有不同的呈现，其精彩描述如下。

木形之人，比于上角，似于苍帝。其为人苍色，小头，长面，大肩背，直身，小手足。有才，好劳心，少力，多忧劳于事，能春夏不能秋冬，秋冬感而病生。

火形之人，比于上徵，似于赤帝。其为人赤色，广䏖，锐面，小头，好肩背髀腹，小手足，行安地，疾行摇肩，背肉满。有气，轻财，少信，多虑，见事明，好颜，急心，不寿暴死。能春夏不能秋冬，秋冬感而病生。

土形之人，比于上宫，似于上古黄帝。其为人黄色，圆面大头，美肩背，大腹，美股胫，小手足，多肉，上下相称，行安地，举足浮。安心，好利人，不喜权势，善附人也。能秋冬不能春夏，春夏感而病生。

金形之人，比于上商，似于白帝。其为人白色，方面小头，小肩背，小腹，小手足，如骨发踵外，骨轻。身清廉，急心，静悍，善为吏。能秋冬不能春夏，春夏感而病生。

水形之人，比于上羽，似于黑帝。其为人黑色，面不平，大头廉颐，小肩，大腹，动手足，发行摇身，下尻长，背延延然。不敬畏，善欺绐人，戮死。能秋冬不能春夏，春夏感而病生。

《黄帝内经》通过取类比象将人的先天禀赋按照五行学说"先立五形"，分成木、火、土、金、水五种类型，在此基础上再根据气血多少的差异，将五种类型分成一个具有典型特征的主型和四个亚型，即"别其五色"，如此共成"五形之人，二十五变者"，具体见表1。

表1 五行之人的特点

五行之人	木形之人	火形之人	土形之人	金形之人	水形之人
主型	上角	上徵	上宫	上商	上羽
整体印象	佗佗然（文弱）	核核然（急躁）	敦敦然（敦厚）	敦敦然（刚毅）	汗汗然（轻浮）
形态	木"瘦"	火"尖长"	土"厚"	金"方"	水"圆"
心理特征	有才，劳心，少力，多忧，劳于事	有气，轻财；少信，多虑，见事明，好颜，急心	心好利人，不喜权势，善附人也	身清廉，急心静悍，善为吏	不敬畏，善欺绐人，戮死
亚型	大角、左角太角、判角	质徵、少徵右徵、判徵	大宫、加宫少宫、左宫	钛商、右商太商、少商	太羽、少羽、众羽、桎羽

我想，这世间"形形色色"的人大体也就如此吧。

《黄帝内经》对人进行形、色之分，我认为比起西方希波克拉底根据体液不同将人格分为胆汁质、黏液质、多血质和抑郁质的分类，可以说更加系统和完善。为什么经典要将五形之人以五音类比（角属木、徵属火、宫属土、商属金、羽属水）分出一个主型和四个亚型呢？要知道在我们的实际生活中，很难将人群划分成"二十五变"如此细致的地步。我想，这正是"行者行也，其行不同，故谓之五行"的具体体现，当主、客观条件发生变化后，与之对应人的气血也是处于动态变化之中，随之也就出现了四个亚型的细微变化。但人群总体的五个特征是稳定的，按照木、火、土、金、水划分为五种主型非常合理，这与古语"江山易改，本性难移"或者现代心理学"性格的第一特征是稳定性"是相一致的。

木形之人，"有才，好劳心，少力，多忧劳于事"。先说"少力"与"有才"，中国旧社会的知识分子饱读诗书，富有才华，但往往给人"少力"的感觉，与四肢发达、头脑简单的外貌体征恰恰相反。小说中孔立夫代表着中国知识分子的形象，而且还是"木里的上品"，电视剧遴选角色首先外形特征要符合"体瘦"的形象，其次要儒雅倜傥。赵薇版《京华烟云》中黄维德饰演的孔立夫，形象就比较贴切，如果选择一个体胖的演员，即使演技再牛恐怕也不符合木形之人的特征。不过，中国新社会知识分子的精

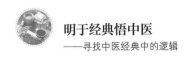
神面貌大有改观，比如清华大学校长蒋南翔提出了一个口号，告诫每一个清华学子要"为祖国健康工作五十年"。我想，读书可以从根本上改变一个人的气质，现代社会若要描写木形之人，用"儒雅"这个词替代"少力"或许更为合适。

木形之人，另外一个典型的特征便是"劳心""多忧"与"劳于事"，这个形容再准确不过了，用老百姓的话来说就是"好操心"与"闲不住"。屁股决定脑袋，有为国事与天下事而鞠躬尽瘁的，也有为家庭琐碎而任劳任怨的。试想，整日劳心劳力怎么可能"体胖"呢？因此，木形之人或多或少都有一些焦虑，这种焦虑必须找一个突破口发泄，于是就不停地做事情，一刻也闲不下来，身边的人有可能不理解，但从本质上来说，木形之人的气血状态就是这样的。有一个具体的目标，木形之人是很容易成才的，能够为此"如切如磋，如琢如磨"，现在看看《大学》里的话是不是非常传神？但若失去前进的动力，没有目标，"多忧多虑"的思想不向外求，便向己求，于是就有可能变成"逛医"的神经症患者。这类患者有一个共性便是高度敏感，对自我关注度甚高，这也是木形之人"劳心"的表现。比如，有些患者为了让自己长胖反复求医多年，但往往是徒劳之举，因为这种行为本身就是多忧多虑的表现，想长胖，先要心宽呀！因此，欲治疗神经症，拼命地求医问药只会掉进一个恶性循环，不会产生很好的疗效。治疗神经症疗效确切的自然疗法——森田疗法，其原理便是"顺其自然，为所当为"，恰恰可以将木形之人的"劳心、多忧"由向己求变成向外求，从而可以让自我焦虑的患者变成充实快乐且对社会有用的人。

金形之人，"身清廉，急心静悍，善为吏"。内在禀性廉洁、真诚仁义、机敏果决、坚韧刚毅，这便是"清廉、静悍"，正如晚清风云人物翁同龢言"每临大事有静气，不信今时无古贤"；外在领导与管理才能俱佳，是典型的CEO或挂帅形象。金形之人往往是一个家族或者企业的主心骨，关键时刻可以力挽狂澜，这便是"善为吏"，不管是杨府的佘太君，还是大宅门百草厅的白家二奶奶，这些都是深入人心的大女主，书中姚木兰也是这一形象的代言人。

土形之人，"好利人，不喜权势，善附人也"。先说"好利人"，《自私的基因》里讲到，自私是基因里先天就带有的特点，人的本性都是利己主义者，但在由人构成的社会属性里，土形之人是将"利他精神"相对发扬最好的。给予他人方便和利益，与人计较相对少一些，故土形之人的人缘往往是最好的。"善附人"可以有两种解释：一是，土形之人往往能力一般，做事情必须有依靠，否则很难有主见，因此要依附别人而"善附人"；二是，土形之人确实无争名夺利之心，勤勤恳恳，低调做人，甘愿在光环背后，故"善附人"。因此，"不喜权势"与"善附人"就打包捆绑在了一起，不喜争名夺利，而又诚恳忠厚。管理一个团队，最让领导费心思但还必须驾驭的是有才华的木形之人，但最不可或缺的便是土形忠厚之人。俗话说"不怕你能力不够，就怕你不忠诚"，任何一个高屋建瓴的思想，都需要"一砖一瓦"的搭建。

水形之人，"不敬畏，善欺绐人，戮死"。有一个词叫"水性杨花"，是个贬义词，明代《小孙屠》有个典故描述的非常贴切，言："你休得假惺惺，杨花水性无凭准。"用来形容禀性像流水一样善变，像杨花一样轻飘的特点，这便是"不敬畏，善欺绐人"的升级表达。五形人之间虽然具有差异性，却不存在褒贬之分，但每一形人中都有极端之人，在社会属性的普世评价体系中，这些形色不同的人都可能让人产生反感。因此，描述水形之人总体的性格特点，我认为用"轻浮"这个词来概括"不敬畏，善欺"可能更为准确。一般来说，水形之人都略有自卑的情绪，与人对话眼神多出现闪躲，滑头的语言张嘴就来，而且还不停地掩饰，市井中的小商小贩最为常见。

火形之人，"有气，轻财，少信，多虑，见事明，好颜，急心"。现在这个社会，最不缺的就是"火"。火形之人，不是文火，却有点武火的味道，"有气"而"急心"。火，难道不好吗？当然不是坏事，凡是对当下最火的现象有不同声音的一般分两种人：一种是心生嫉妒之人；另外一种便是亲密的长者，对你怀有爱护之心，就像郭德纲要时不时地敲打徒弟一样。一个事情能火起来，一定是"见事明"，人亦如此。这便是火形之人最大的优点：做事重视实效，认知明确清晰。至于火形之人的缺点，通过日常生活中的一个片段，便能将其暴露出来：在饭局临近尾声，电话铃声一响，打扮时髦甚至有些俗气（有气，轻财）的张三，便急不可耐地冲了出去（急心），扯着嗓门喊："我说不能缓两天吗？肯定不会少……"（少信）。电

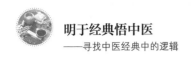

话那头话还没说完，像忘了什么东西似的，转头回到饭局门口，捂着电话，对着饭桌喊："我跟你们说，这顿饭我请，谁也不许买单！"（好颜），说完继续打着电话走向服务台……

《灵枢·阴阳二十五人》是我最喜爱的篇章之一，越读越有味道。经典其实一点都不枯燥，金、木、水、火、土也不玄虚。西方心理学的发展，"因素分析法"是人格相关研究取向的基础，有三因素模型，亦有五或七因素特质模型。这些分类方法与古人"先立五形，金、木、水、火、土"的形、色归类法没有本质区别。如此看来，老祖宗的东西不仅不过时，还是非常超前的。

形色相得，则富贵大乐

《灵枢·阴阳二十五人》篇章末尾黄帝发问："刺其诸阴阳奈何？"岐伯回答说："必先明知二十五人则血气之所在。"一句话道出：之所以呈现出不同类型的人，归根结底是因为形色不同的人气血状态不同，这也就解释了为什么"命型"决定了你的体貌特征，决定了你的性格特质，甚至也决定了疾病的易感性……

经常听人说"有个好性格才能长寿"，也有人愤慨道"好人不长命，坏人却千古"。不可否认的是每种现象都有其背后的心理－社会－生物学因素在里面，但我想这些片面的观点都是基于不同的角度来表达的。其实，禀性是不存在好坏的，每种命型的人也都可以长寿。那么决定形色不同的人长寿与否的本质是什么？《灵枢·阴阳二十五人》言："得其形，不得其色，何如？形胜色，色胜形者，至其胜时年加，感则病行，失则忧矣。形色相得者，富贵大乐。"为什么说《黄帝内经》是经典而不是医论呢？因为经典中正、不偏不倚。不管你是金、木、水、火、土哪一种命型的人，气血状态与命型相得者，便可以"富贵大乐"。若二者不相得，不管是"形胜色者"还是"色胜形者"，则生活容易不顺，甚至出现病灾。"形色相得，富贵大乐"八个字看似简单，但着实蕴涵着人生的大智慧，如果说这句话的表达侧重于自然规律中的生物属性，那么《周易·系辞》中"德不配位，必有灾殃"的表达则更侧重于自然规律中的社会属性。"德薄而位尊，智小而谋大，力小而任重，鲜不及矣"皆是德不配位的表现，都可以造成生活不顺，甚至病灾。《黄帝内经》中的"形色相得，富贵大乐"与《周易·系辞》中的"德不配位，必有灾殃"，二者合起来就可以将现代医学社会 – 心理 – 生物模式的核心机制表达得淋漓尽致。

"形色相得"告诫我们，形形色色之中还是本色最好，正所谓"淡妆浓抹总相宜"。不要试图让所有人都喜欢你，每个人的命型不同，那么就一定存在与你相克的人，恰如林语堂说："即使不是两者相克，渐渐也趋于两者相伤。"如果刻意压抑自己的情绪，让自己成为别人心目中所谓的"好性格"，反而形色不相得了，长此以往，必有灾恙。现代心理学总结得出，真诚、真实是所有人格气质因素中最让人欣赏的性格，这不正是倡导"形色相得"吗？拿破仑说："不想当将军的士兵不是好士兵。"因此，想当将军就要表里如一地去追求，面具人生其实是很悲哀的一种选择。有一本关于人生智慧的书叫《人间值得》，作者根据自己 90 多年的人生经历告诉我们："生活不必太用力。"我想这就是"形色相得""德要配位"的直白表达吧。

神仙打架，当示从容论

——人之气，病在一脏

"神仙打架"这个词汇近期总是频繁地出现，网络热度非常高，以致其原意逐渐发生了变化，泛指很优秀的、高水平的多个大人物之间共同竞争或共同参与的盛况，也就是多路大神各显神通。我认为这是个褒义词，代表着这个领域的百家争鸣与欣欣向荣。听袁阔成说评书《封神演义》，先生从"纣王降香女娲庙"开书，谈到封神大会时，很幽默地说："神仙开会，说话都是各自说各自的，怎么说都有道理。"我觉得这段看似诙谐的话特别值得思考。对于仙山洞府和三界，各路道圣"神仙打架"，想想中医界，又何尝不是呢？

《素问·咳论》有言："五脏六腑皆能令人咳，非独肺也。"我想不仅仅是咳嗽，今天谈论任何一种疾病，查阅文献就会发现从五脏六腑的角度都可以论治，每一种理论都可以自圆其说，而且都被冠以"某某名师的宝贵经验"，这个句式不妨引申为"五脏六腑皆令人……"。以情志问题为例，首先最容易想到的便是"肝主疏泄"，其他再如"诸气膹郁，皆属于肺""心者，君主之官，神明出焉""肾虚……病苦心中闷（《脉经》）""胃不和则卧不安""怪病致郁，从痰论治"等，都可以讲得通，每一个角度都可以适度拓展升华为一种理论，从而形成学术圈的百花齐放，这种现象不失为"神仙打架"。

精通医理最本根，从容应对智不群

这些年来中医一直在倡导理论创新，对于学术专科的建设好像不提出一个新的理论特色就不足以彰显不同，"北派"从肾论治，那么"南派"就要从心论治；"东派"从肝论治，"西派"就要从肺论治，如此这样才能形成"南帝、北丐、东邪、西毒"的局面，但人体的脏腑就那么几个，于是，学科与学术的竞争发展在某种程度上就变成了权利与资本的游戏。金庸先生对此最为通透，武林各大门派群雄相争，萧峰之父萧远山与慕容复之父慕容博更是暗中窃取少林绝技，以期后辈可以傲视群雄，但在佛法修为不足的情况之下强练上乘武功，以致造成身体隐疾，最终二人在得"道"扫地僧的点化下大彻大悟。我想，中医各大门派亦是如此，不同的学术流派，迥异繁杂的治疗方法，皆为"方术"的层面，而非"医道"。若从"医道"的层面来看，其实一也，不同的"方术"皆能融会贯通，这便是"五脏六腑皆令人咳"背后的理法意义。因此，中医只有进行"道术结合"，才能够守正创新，发展壮大。历史上，在时局动荡、一穷二白的年代，没有优越的条件，没有便利的资源，为何却能大师频出？我想这就是对于"医道"的心之所向！切实感受一下《名老中医之路》，能够体察到中医前辈们真挚的感情流露，殷切劝诚后辈学习中医不要妄图走捷径，希望年轻一代可以扎根中医经典，而非只是学习"工"或"巧"的经验，如此夯实根基，临床治病才能自信从容。

那么名老中医的经验需不需要总结呢？当然需要！可以说，从创立中医学院或大学开始，从未停止对名老中医的经验挖掘，但若只追求方术而偏离医道，其后果就会导致很多徒子徒孙临证时只会堆砌老师那几张包打天下的方子，正所谓"道德传家，十代以上，耕读传家次之，诗书传家又次之，富贵传家，不过三代"。中医的发展应当"道术结合"，理法方药，一以贯之。其实，西医学也在用同样的思路发展，于基础医学特别是生理病理等机制研究中投入大量精力，寻求突破，指导临床用药的发明和创新，这与中医的"理法在前，方药在后"是如出一辙的。中医绝不是某些西医口中的"慢郎中"，同样，西医学也绝不是某些中医口中说的"只会治标，不会治本"。西医学的体系中也有"标"与"本"，比如治疗冠心病，硝酸酯类主要用来解决"标"的问题，但阿司匹林和他汀主要用来解决"本"的问题。当然，西医学对于"本"的认识在不断更新，对于"标""本"干预的手段也在不断丰富。相反，如果我们抛弃医道的层面，执着于方术的

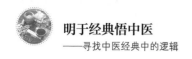
层面，追求一些秘而不宣的秘方或奇工巧技，甚至追求一种神秘感，二者相比较，我想从出发点上就已经落后了。

那么，我们应该怎样正视"神仙打架"这种现象，如何借鉴前辈们的临床经验？《素问·示从容论》中专门讲到了这个问题，言："雷公曰：肝虚、肾虚、脾虚皆令人体重烦冤，当投毒药，刺灸砭石汤液，或已或不已，愿闻其解……帝曰：公何年之长，而问之少，余真问以自谬也，吾问子窈冥……帝曰：夫从容之谓也……一人之气，病在一脏也，若言三脏俱行，不在法也。"雷公说，肝虚、肾虚、脾虚都会让人出现体重烦冤的症状，我用尽了各种方法，甚至连针刺、艾灸都用上了，却发现有疗效好的，也有疗效不好的，希望能得到黄帝老师的教诲。雷公问了这个问题后，黄帝有些不满，批评道："你学医已经有年头了，我本来想问你更深奥一些的医理，你却问了这么低级幼稚的问题，甚至是错误的问题！"是不是觉得这些场景特别熟悉？我们刚开始在临证看病的时候，内心常常担心效果不好，有诸内必"行"于外：诊治疾病，既要健脾和胃，还要疏肝，可能还有点肾虚，最后再化化痰、活活血……怕这一组药物不够，读了某名医的经验用药，再加一些中药以增加疗效……问诊问得特别细，生怕漏掉某些症状，随手就又加了一个药，尽力做到面面俱到……有医者甚至在处方里把各位名老的经验堆砌一起，美其名曰"多靶点"论治，结果方子越来越大，疗效却不尽人意……口服方药后效果不显，便开始追求各种秘方，内治外治，多管齐下……其实，这些现象都是临证没有底气，不够从容的表现。

最后，黄帝语重心长地叮嘱雷公，看病一定要从容应对啊！翁同龢言："每临大事有静气，不信今时无古贤。"从容者，镇定、有静气也。《灵枢》有"语徐而安静"的要求，想成长为一名大医，要时刻提醒自己不断修炼"静气"的本领。可能我们自己读了很多名老中医的经验，掌握了很多治病的方法，临证不自信的时候不自觉地会往复杂的层面考虑，这时候要想到黄帝提醒临证从容应对的落脚点，那就是："一人之气，病在一脏也，若言三脏俱行，不在法也。"这便是中医治疗疾病总的方向原则。要谨记疾病的核心病机是不复杂的，如果搞得太复杂了，甚至五脏六腑都占全，一定是理法不通。有一位学者读完《示从容论》颇有感慨，题了一首七言绝句，我觉得特别有道理，引录其中两句于此："精通医理最本根……从容应对智不群。"真心建议刚开始学习中医的师弟、师妹们在临证处方时，若担心疗效不好而不由自主加药的时候，一定要劝自己停下，不会加减没关系，可以很单纯地应用方剂，时间久了，就会发现疗效真的会让你意外，如此这样才能有所"得"。有时候会想，方子这么简单会起作用吗？其实不是方子简单，而是我们的心太复杂。病机越是繁杂，学习中医越应该追本溯源，《黄帝内经》苦口婆心地吐露心声：众里寻它千百度，蓦然回首，病机却在"至真至要"处！

师法而不泥方

王阳明在《传习录》中有一段话说得特别好："元静少年亦要解《五经》，志亦好博。但圣人教人，只怕人不简易，他说的皆是简易之规。以今人好博之心观之，却似圣人教人差了。"在我们的常识里存在一种误区，认为越是复杂的东西必须得有一套复杂的规律，因此，在学医之初我们往往会像元静一样有"好博"的心态，学贯不同的流派，熟练花哨的手法，记忆层层叠叠的方剂……这样是不是就会很牛？大学十年，我同身边"铁杆中医"伙伴们不停地汲取各种"养分"，只要听说过一本好书，绝对不会放过，书停版了买不着没关系，想方设法弄到手然后再去影印一本，毕业的时候互相自嘲说"穷得只剩书了"。但随着阅历的增长，再回头翻阅曾经看过的杂书，发现好多真的读不下去了。圣人传道，一定是将复杂的东西简单化，越是真理越明了，正所谓"大道至简"，只有简单，才是解开复杂的密钥。有些人滔滔不绝、长篇大论，其实可能说的都是一堆废话，而越是有智慧的人，越是沉静简单，一张口寥寥几句，却总能把话说到点上，甚至意味深长。《老子》言："道生一，一生二，二生三，三生万物。"当我们把一个事物越搞越复杂时，一定要学会逆向思维，那就是从万物向三、二、一中求，即"由博返约"。

从本科到硕士再到博士，一路走下来，学历越来越高，掌握的西医学技能可能越来越先进，科研思维也可能越来越强，但好像脑海中关于中医的治疗方案，在这三个阶段其实没有本质的差别，甚至有可能还倒退了，只剩下常提的那些个字眼："疏肝""健脾""益气""活血""清热""利湿""温阳""化痰"……碰到相应的症状，就用相应的治则，比如有情志异常的症状，所以要加疏肝药；患者一说乏力，所以要加益气之品等，但这绝不是中医思维！随着现代社会的发展，人工智能已经逐步走进我们的生活，而且其强项正是在于海量的知识贮存库，这是我们正常人无法达到的学习和记诵能力。在央视《机智过人》的节目中，人与 AI（人工智能"九歌"）同台竞技作诗，采取格律工整、用词古雅等一系列简单的逻辑规则，证实 AI 足以打败一大批普通人，有人甚至笑言："古有曹植七步成诗，今有'九歌'七秒成诗。"我恰恰认为这是一个很可怕的警示，虽然人工智能对古诗词的生搬硬套在内行人眼中仍难以遁形，但如果我们学习中医仍然进行着"有是症，加是药"的思维逻辑，我想"人工智能七秒成方"真的会替代大部分人。随着学历的不断增长，如何使自己在纯粹的中医领域成为真正的内行人，也就是现在常说的"明医"，我想这是光环之外应该深刻反思的问题。

很多同学问，为什么治疗消化系统疾病在很多情况下都用到柴胡剂和治疗湿热的方剂？回答这个问题还是要追本溯源，叶天士在《温热论》其实早就明明白白告诉我们了，言："再论气病有不传血分，而邪留三焦，犹之伤寒中少阳病也。彼则和解表里之半，此则分消上下之势。"中焦的生理病理，就决定了少阳病和气分湿热证最为常见，因此，治疗脾胃病遵从"和解少阳"和"分消上下"之法临床应用也就最多，这便是理法思维。理法之后，才是方药，方药其实是非常灵活的，经方也好，时方也罢，都可以拿来应用。以"和解少阳"为例，不论是采用疏肝、健脾、和胃，还是清热、化痰等治则，总体来说都逃不脱"和解少阳"的理法。现在很多看似高大上的理论层出不穷，自称创造了某某特效方剂治疗某某病，仔细看看，实际上还是"和解少阳"的理法，更有甚者可能只是小柴胡汤加减而已。我想，只有明白了理法，师法而不泥方，心中才会持有一把照妖镜，不会轻易被"好博之心"所扰，以致出现《传习录》所说的"以今人好博之心观之，却似圣人教人差了"。

有同学问，为什么小柴胡汤里用柴胡、黄芩、半夏等七味药，不用别的药物？这是一个非常好的问题，我认为最主要的原因是时代的局限性，只有本草种类逐渐丰富在前，方剂才能逐渐丰富，我想这个逻辑是成立的。在东汉，张仲景能选择的药物大体局限于《神农本草经》的范围内，正如皇甫谧在《针灸甲乙经·序》中所言："伊尹以元圣之才，撰用《神农本草经》以为《汤液》，汉张仲景论广汤液为十数卷，用之多验。"今天我们研究《伤寒论》也发现其中的药物几乎没有跳出《本经》的框架。我相信如果《本草纲目》出现在张仲景之前，可能张仲景在《伤寒论》中创立方剂的药物便会发生很多变化。从《神农本草经》开始到《名医别录》，再到明代《本草纲目》，本草药物逐渐丰富，才有了从《汤液经法》到《伤寒杂病论》，再到后世医家创立林林总总的名方，但方剂繁荣的背后必然存在一个主心骨，那便是理法思维。不经意间，医圣张仲景创立的小柴胡汤一经出手便成为"和解少阳"或"和解表里之半"的标杆，但小柴胡汤绝不是标准答案，后世张景岳创立的化肝煎、何秀山创立的蒿芩清胆汤等都是遵"和解少阳"之法而来的。因此，张仲景的"经方"作为标杆，其经典之处正是在于其背后的理法思维，学习《伤寒论》不光要学习方和证，更要在意理法思维。

张仲景发的"愿"起点非常高："虽未能尽愈诸疾，庶可以见病知源，若能寻余所集，思过半矣。"仲景从来没有明确说自己是标准答案，但他用了"所集"的字眼来表达，这当中肯定包括转载别人的观点和方剂，如《外台》茯苓饮、《近效》术附汤等。我个人非常赞同皇甫谧"论广汤液"的说法，仲景先师有自己很深的思考，他对自己的要求是"见病知源"，更希望后辈可以"思过半矣"，其中"知源"与"思过"本质上讲的便是理法思维。举一个小例子，张仲景在《金匮要略》转载了一首《古今录验》续命汤，孙思邈的《千金要方》在此基础上又转载了《小品方》小续命汤，到金元时期，刘完素在《素问病机气宜保命集》中又创立了六首续命汤，由此可以看出，方剂逐步在发展，但理法思维是一致的，我想这就是"经方"作为标杆的意义。师法而不泥方，正是《传习录》所说的"圣人教人，只怕人不简易，他说的皆是简易之规"。

病机的思考

——病机，病源与病舍之交际也

机者，同"機"，指弓弩上的发射机关，故《说文》有"主发谓之機"之言，箭在弦上要发出去，必须拨动这个扳机，因此，"机"便引申为事情发生发展的最关键因素。临床治病是不是找到了最关键因素，疾病便能像箭离弦一样消失殆尽？我想恐怕没有那么容易，治疗疾病不是一锤子的买卖，而是一个见招拆招的过程，也就是说，"机"是动态变化的，从逻辑上来说这样更合理一些。基于此，我们不妨从另一个角度来讲，机者，"几"也，《周易》曰："知几其神乎！几者，动之微，吉凶之先见者也。"所谓"动之微"，事情的细微迹象或动向，因此，当人体气血状态出现了变化，便产生了"机"。

经典对"机"的论述可谓非常重视，《素问·玉机真脏论》言："五色脉变，揆度奇恒，道在于一，神转不回，回则不转，乃失其机。"此名曰玉机。《素问·至真要大论》言："审察病机，无失气宜，此之谓也。"了解疾病变化的迹象或动向，这个重要的概念便是本章的主旨——病机。因此，高明的医生见病知源的不二法门正是"工守机，知守气也"，也就是体察人体的阴阳气血变化，此为至真至要之处，正所谓"知其要者，一言而终"。

病机，即病变所由出也

仔细体察《素问·至真要大论》"夫百病之生也，皆生于风寒暑湿燥火，以之化之变也……"，虽然百病始生的诱因是风寒暑湿燥火，但疾病发生的过程却是"以之化之变"，正如《类经·病机》曰："机者，要也，变也，病变所由出也。"我认为周学海在《内经评文·百病始生》中将"病变所由出"解释得更为清晰，言："病机者，病源与病舍、病证之交际也，前叙病源是叙其所由生，下叙病机是叙其所由成。"所谓"由出"者，即发展变化，这种"变"或"化"一定是病源与病舍相互发生作用才有意义。因此，只有外界的风寒暑湿燥火与身体结合造成了与之对应的整体或局部病理状态，这才构成了病机。

中医将主要致病因素归纳为六淫七情，邪之中人产生了"病变所由出"一定是有具象的，这样医者才能据此"审察病机，无失气宜"。《灵枢·岁露论》言："黄帝问于少师曰：余闻四时八风之中人也，故有寒暑，寒则皮肤急而腠理闭，暑则皮肤缓而腠理开。"可以说，《黄帝内经》已经非常清楚地告诉我们寒邪、暑邪是怎么致病的。寒邪侵犯人体造成"皮肤急而腠理闭"的病理状态，其呈现在外的具象内容如《伤寒论》所言"头痛发热，身疼，腰痛，骨节疼痛，恶风，无汗而喘"；暑邪侵犯人体造成"皮肤缓而腠理开"的病理状态，其呈现在外的具象内容如《温病条辨》所言"脉洪大而数，口渴甚，面赤，汗大出者"。同样的道理，这也就解释了《伤寒论》中"中风"和"伤寒"的背后内涵，中风就是"肌腠开泄的状态"，伤寒就是"腠理紧闭的状态"。当然，六淫七情造成人体产生的病理状态各自有其自身的特点，叶天士在《温热论》说得很明白："伤寒多有变证，温热虽久，在一经不移，以此为辨。"一般来说，湿邪多缠绵难愈，正所谓"在一经不移"也，但风、寒、热、火等邪之中人变证最杂。老百姓常说"听风就是雨"，这便是疾病发生之"常"，但高明的医者恰恰体现在能够知常达变，"审察病机，无失气宜"，即可以敏锐地体察到人体气血状态的变化。

《灵枢·邪气脏腑病形》言："邪之中人，或中于阴，或中于阳，上下左右，无有恒常。"同样感受外感六淫，结合到每个具体的人身上产生的病理状态，或者说怎么"由出"是不一样的。有些人受凉后，不是出现外感的症状，而是出现食欲变差、周身乏力的表现，一伸舌头发现舌苔白腻，说明患者虽然以受寒为诱因，但机体却呈现出湿的状态，当然也有可能直接入里就化热了。从六经的角度来看，由于每个人的能量稳态不同，虽然感受相同的六淫七情，若奋起抗邪的程度剧烈，则可表现为三阳病；若奋起抗邪程度低迷，则表现为三阴病。因此，我们不能想当然地认为受风、受

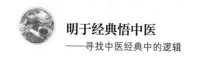
凉就是"表"，若患者能量稳态很低，比如基础疾病较多的高龄患者，身体整体状况很差时，可能一个普通感冒就能致命，医生与家属交代病情也会非常谨慎，是要签知情同意书的。由此可见，所谓病机，一定是"病源与病舍之交际也"，病机最突出的特点是"变"，相同的病源结合不同的病舍，便可"由出"不同的病理状态。因此，审查病机，决不能脱离人体而只关注"病源"，体察的信息正是六淫七情造成人体气血状态的改变，离开了病舍去探究病源是没有意义的。从这个角度来看，通过体外试验去探究人体，一定是行不通的。

从病机观"透邪"

透邪，是中医描述疗效产生机理非常核心的一个专业术语，尤其对于外感病。什么是透邪？广义透邪法是指祛邪外出的方法，具有祛邪的含义；狭义透邪法即通过轻清透达、散发之品，使邪气由表而解或由里达外、由深出浅而解的一种治法。

透邪之说，源于叶天士的《温热论》，书中提到多处：一曰"初用辛凉轻剂。挟风加薄荷、牛蒡之属；挟湿加芦根、滑石之流。或透风于热外，或渗湿于热下"；二曰"若其邪始终在气分流连者，可冀其战汗透邪"；三曰"乍入营分，犹可透热，仍转气分而解"。其中，影响后人最多的当属"入营尤可透热转气"，吴鞠通在《温病条辨》中创立清营汤，成为治疗热邪入营、劫伤营阴的代表方剂，方后注阐释了银花、连翘、竹叶三味中药均有透热转气的作用，这就造成了部分医者错误地认为此三味药为透热转气之专药。其实不然，赵绍琴老在《温病浅谈》里苦口婆心地一再强调，"透热转气"绝不是简单地加用清轻宣通之品，若非单纯的热邪入营，或伴有痰湿、积滞、瘀血等阻塞气机，应根据具体情况加入适当的药物以去其壅塞，排除障碍而使三焦通畅，气机条达，则入营之邪即可外透，转出气分而解，此即"透热转气"。因此，透邪之法强调气机条达，凡是滋腻、补益等有碍气机通畅之品要慎用，这也是吴又可在《瘟疫论》中强调"误认怯证，日进参芪，愈壅愈固，不死不休"的原因。

那么，透邪之法强调的"祛邪外出"或者"使邪气由里达外"，其本质是什么？天气出现变化，突然间降温会导致很多人感冒发烧，中医认为感受了寒邪；由于受风患了外感，或者因受风出现了颈肩腰腿痛，认为感受了风邪；外部环境过于潮湿，可能会出现肢体关节疼痛或中焦湿阻的症状，则认为感受了湿邪……以上都是生活中很常见的客观现象。我想，包括我在内的中医同道们几乎曾经都认为，所谓的"祛寒""祛风"的治疗方法就是运用药物将寒、风、湿等邪气从身体里祛赶出去，甚至有一些江湖郎中为了追求某种神秘感，扎完针对患者说："你这身体里的寒邪太重了，扎上针后呼呼地向外冒凉气。"那么，究竟中医是怎么发挥透邪机理呢？"祛邪外出"真是将邪气由里达外而解吗？当然不是！我认为，透邪是一个臆想的过程。

我突然间意识到，恐怕只有中医学生才能体会出中、西医不同见解碰撞的幽默感吧。博士期间，某天傍晚我在休息室洗完澡，一拉门感到一丝寒意，对舍友喊道："来哥，帮我拿一件外套，有点冷。"只听他反驳道："冻是冻不感冒的，只有细菌、病毒才能让你感冒。"按照西医学的逻辑，听着多么有道理啊！基于"病毒与免疫力"的关系，西医学围绕这个现象展开了一系列生理病理假说，但这其实亦是一个非常严谨的中医病机问题。中医病机"病源与病舍之交际"不正是西医学"病毒和免疫力"的关系吗？好比冬天打开窗户，寒气侵入室内，产生的状态是室内温度下降，空间变冷，此时为中"寒邪"的状态。空间变冷了怎么办？采取相对应的措施不可能将原来进入室内的"寒邪"驱走，但是可以通过安装燃气壁挂炉等取暖措施把室内寒冷的状态改变，这就是透邪的原理。因此，透邪的过程实质是描述机体病理状态得到改善的一个过程，或者说将病理状态经过治疗恢复成生理状态。

不管是感受外感还是内伤，皆会造成机体产生各种病理产物，如湿、食、痰、瘀、郁等，进而会引起机体产生不同的病理状态，我们用药的过程就是使这种"病理状态"恢复成"生理状态"，其总的治疗标准都是《金匮要略·脏腑经络先后病脉证》所言的"若五脏元真通畅，人即安和"。这也就解释了为什么赵绍琴老强调"透热转气"绝不是机械地加用清轻宣通之品，若因为存在痰湿、积滞、瘀血等因素阻塞气机，通过化痰、消滞、

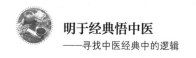
活血等以去其壅塞，通畅气机，皆可以使热郁于内的病理状态得到缓解，从而实现"透热转气"。

圆机，才能活法

清·沈朗仲在《病机汇论》中言："医者道贯三才，必明乎先天后天之理，阴阳变化，与夫赋禀清浊，人事进退，古今强弱，分数九土高下燥湿之异，而后可以究其变，而不穷于法。若仅袭师说，睹形似求去病也，远矣！治病之道，不知方者固非，执古方者亦非，其机至神，不可执直……以圆通无碍为妙谛。"了解了病机最突出的特点是"变"，那么临证就应该圆通机变，正所谓"圆机活法"是也。圆机，即医理圆融，仅将经典背得熟不代表通晓理法，按图索骥，执症用方的诊疗思维是最基础的。学习中医局限于继承老师的经验亦远远不够，浮于表面是不可求的，要深究其"变"，此为"仅袭师说，睹形似求去病也，远矣"之意。活法，即根据动态变化的病机，就要采取不同的治法，不了解方术固然不可以，但执着于方术同样也不行，师法而不泥方，不论经方、时方，还是自拟方，在医理圆融的基础上，每个人的处方其实都可以成为张锡纯所说的"屡试屡效方"，这便是"其机至神，不可执直"的内涵。

《素问·阴阳应象大论》言："其高者，因而越之；其下者，引而竭之；中满者，泻之于内；其在皮者，汗而发之。"这是针对病机的"变"而谈论的非常重要的治疗原则，正如叶天士在《温热论》中谈论卫、气、营、血病机变化时谈道："若不循前后缓急之法，虑其动手便错！"下面通过我在临床上治疗的很常见的一类病案，对"病机演变"的过程进行一些理法探讨。

某中年男子（非新冠患者），感冒后出现咳喘，有痰，但痰不易咳出。询问病史，既往体健，此次受凉感冒后出现发烧，体温最高 39.5℃，血象提示白细胞高，胸部高分辨率 CT 示：急性支气管炎。经验性地用了 3 天抗生素，体温降至正常，但咳嗽却越来越深，伴有喘息。察舌验脉，舌苔白腻罩黄，脉右寸无力，关上浮滑（此脉象为机要之处，下文分析）。嘱其停用抗生素，予小陷胸汤加芦根治疗，具体药物为：瓜蒌 30 克，黄连 9 克，清半夏 12 克，芦根 30 克，3 剂后，诸证明显减轻，一周后随访，身体无异常。这是临床上很常见的一类病人，虽然患有外感咳喘，却不考虑应用解表之法，而是采用"苦泄法"治疗而愈。得了外感病，刚开始可能处于太阳病或者卫分病的状态，理当采用辛温或辛凉之法，却过用寒凉，其结果是烧退了，但咳嗽变深了，痰变黏了，且不易咳出。一般来说，体质相对好一些的患者，短时间针对"邪气"（病原菌）应用药物，如清热解毒之品或西医学的抗菌药物，中病即止，一般不会引起变证，但如果体质稍差或者能量稳态较低，就容易出现变证，正如赵绍琴言："邪在卫分，过早应用气分药或过用寒凉，会导致温热或湿热之邪被寒凉阻遏凝涩，使邪无外出之路，出现湿阻、凉遏、寒凝、冰伏等结果。"另外，还有一类病人，既往基础疾病较多，比如平素便秘，得了外感仍一直口服通便的中成药，这些现象与上述案例一样都是《伤寒论》中反复谈论的"本太阳病，医反下之"。现在医院普遍分科比较细，其后果便会造成"叠加治疗"的诊疗现象，即各科用各科的药物，有什么病或者症状，就加什么药。对于老年人，身体机能开始退化，基础疾病较多，每天要像吃饭一样吃大把大把的药物。我认为将各种名目繁杂的治疗或药物做"减法"，是目前医疗界非常值得讨论的问题。

本来得了太阳病，脉浮紧或者"浮缓 / 浮弱"，一般多呈现在寸脉上，麻黄汤或者桂枝汤主之；得了卫分证，"脉不缓不紧而动数，或两寸独大"，桑菊饮或者银翘散主之。但是，经过错误治疗或者机体能量稳态低，病机出现了演变，寸脉却呈现出无力之象，反而在"关上"或者"关脉"明显，甚至呈现"脉微细"的情况，此时虽然有外感的症状，但一定不能用辛温解表或辛凉清解之剂，否则容易犯"虚虚实实之戒"。我们常常会想是不是加用所谓"治疗外感的药物"就能将邪气透发出去呢？了解了病机的实质为"病源与病舍之交际"，就不会想当然地用"透邪"思维来臆想这个过程，理法思维一定不要复杂，就是将此刻"邪之中人"的病理状态解开就可以了。

本太阳病，此时所宗之法为"其在皮者，汗而发之"，但医反下之，在阴为痞，在阳为结，最常见的就是《伤寒论》记载的"痞"和"陷胸"，二者病机演变的机理是一致的。仲景在谈论大黄黄连泻心汤的时候，言："心下痞，按之濡，其脉关上浮者。"仲景论脉的着眼点是"关上"，据此推断仲景谈论小陷胸汤时所言"小结胸病，正在心下，按之则痛，脉浮滑者，小陷胸汤主之"，我认为此处的"脉浮滑"从逻辑上分析，其背后隐含的内容应该是"关上浮滑"。本文最开始列举的验案其脉象便是典型的关上浮滑，基于张仲景"脉证并治"思维，通过不断的临床实践来看，疗效是很确切的。另外，彭子益在《圆运动的古中医学·脉法篇》也谈到了一类脉象，言："胆经脉候于右关。"我一般摸到右关上如豆的"动脉"，察其舌，很多患者会表现出颤颤巍巍、小心翼翼把舌头伸出来的感觉，舌体多颤抖，舌苔可呈现薄腻之象，问诊往往有心悸、失眠等症状，温胆汤或者黄连温胆汤特别好用，这与小陷胸汤的理法是一致的，此时所宗理法思维则演变为"其下者，引而竭之；中满者，泻之于内"。另外一个典型的实例是小儿胃肠积热型感冒，在"酒肉之客"中也很常见。患了外感，脉象却是郁积在关脉之象，上呼吸道的症状都有，但多伴有口气大，大便不爽，察其舌多呈现苔腻之象。肥甘厚味同甘缓补益之剂一样，也会造成"邪陷"的状态，其机理同"本太阳病，医反下之"，小柴胡汤合保和丸加减治疗这类疾病，推陈致新，疗效甚好。我体会诊断的关键之处，在于左关脉象偏浮弦或弦脉，甚者出现紧脉（我称之为弹手脉），正如《金匮要略·腹满寒疝宿食病脉证治》言："脉紧如转索无常者，有宿食也。"不管是咳嗽，还是发烧，碰到这种脉象，食积重一些，我习惯用小柴胡汤去人参、大枣，因为"甘者令人中满"，此时一定要合用保和丸；热重一些，加竹叶、生石膏；咳嗽重一些，我习惯去大枣，加干姜、五味子；若症状较轻，单纯应用小柴胡汤，甚至不用加减，就可以效如桴鼓。

在大原则方面，"伤寒"与"温病"其实都是相通的，叶天士在《温热论》中将上述治疗"本太阳病，医反下之"的理法都概括出来了，言："三焦不从外解，必致里结。里结于何？在阳明胃与肠也。亦须用下法，不可以气血之分，谓其不可下也……有外邪未解里先结者……宜从开泄……如近世之杏、蔻、橘、桔等，轻苦微辛，具流动之品可耳。"如果湿邪或湿热留恋三焦气分，正常是采用"开泄法"，但邪陷之后，直接造成"里结"的状态，叶天士强调千万不能"以气血之分，谓其不可下也"，本是外邪未解的病机出现了演变，要果断改用"下法"。

当然，基于人体能量稳态的不同，"医反下之"之后，不同体质的人所"由出"的病机不同，从而表现为不同的变证，具体如下。

误下后机体出现烦乱不安的症状，此时病位没有"痞证"和"结胸"深，《伤寒论》言："伤寒五六日，大下之后，身热不去，心中结痛者，未欲解也，栀子豉汤主之。"

误下直中太阴，对于实者，仲景言："本太阳病，医反下之，因而腹满时痛者，属太阴也，桂枝加芍药汤主之。大实痛者，桂枝加大黄汤主之。"对于虚者，仲景言："伤寒医下之，续得下利，清谷不止，身疼痛者，急当救里，救里宜四逆汤。"下利不止者，直接用四逆汤，症状不剧烈，可以服用四逆辈，如理中汤之属，《伤寒论》言："自利不渴者，属太阴，以其脏有寒故也。当温之，宜服四逆辈。"

误下直中少阴，《伤寒论》言："少阴病，始得之，反发热，脉沉者，麻黄附子细辛汤主之。"

误下直中厥阴，《伤寒论》言："伤寒六七日，大下后，寸脉沉而迟，手足厥逆，下部脉不至，咽喉不利，唾脓血，泄利不止者，为难治。麻黄升麻汤主之。"对于"大下后，寸脉沉而迟"的脉象，在高血压、心悸以及消化性溃疡等疾病的患者中都会摸到。可以说，麻黄升麻汤所主疾病在平素的治疗方面有个特点，不管是西医还是中医，常法都采用抑制为主的方法，比如镇静安神、抑制胃酸等，但长此以往其弊端就会显现出来。尤其是控制高血压，有些患者不加辨证地长期服用牛黄降压丸，虽然血压降至正常了，但整个人却面色晦暗，烦躁不安，时有泄利现象，此为"医反下之"使然。

以上只是简单梳理了"误下"之后的病机演变，还有"误汗""误吐"等，如《伤寒论》言："太阳病，医发汗……因复下之""亡血家，不可发汗""脉阳微而汗出少者，为自和也，汗出多者，为太过""少阴病不可发汗"……这些现象张仲景统称为"逆"，言："本发汗而复下之，此为逆也，若先发汗，治不为逆。本先下之，而反汗之为逆，若先下之，治不为逆。"临证治病，审查病机之后就要"知犯何逆，随证治之"，总的痊愈标准都是"凡病若发汗、若吐、若下、若亡津液，阴阳自和者，必自愈"。

针、药补泻的本质思考

——化不可代，时不可违

《素问·著至教论》里记载了一个非常有趣且值得深思的对话：

"黄帝坐明堂，召雷公而问之曰：子知医之道乎？

雷公对曰：诵而未能解，解而未能别，别而未能明，明而未能彰，足以治群僚，不足至侯王。愿得受树天之度，四时阴阳合之，别星辰与日月光，以彰经术，后世益明，上通神农，著至教拟于二皇。

帝曰：善！无失之，此皆阴阳表里上下雌雄相输应也，而道上知天文，下知地理，中知人事，可以长久，以教众庶，亦不疑殆，医道论篇，可传后世，可以为宝。"

黄帝问雷公知不知"医道"？雷公非常诚恳地说自己有很多地方不明白，做不到"明""彰"，还请求老师黄帝教给自己"天地法度，四时阴阳"。多么有灵性的学生！难怪《灵枢·官能》言"得其人乃传，非其人勿言。""著"者，明也；"至教"者，道也。圣人得天道，所以设教化；医道明阴阳，故称"著至教"。雷公谈论学习医道，从最基本的层次来讲，希望做到"明"且"彰"；从发愿之心而言，以期做到"著至教拟于二皇"。雷公先师都说自己学习中医好多地方不明白，还要思考学习。我们作为后人还有什么理由不去思考未解、未别、未明、未彰的问题？

疾病分虚实，论治有补泻。对于针刺、用药，究竟什么是补，什么是泻？这是针刺、用药都不能绕开的核心问题，需要我们反复思考求真，要"明"、要"彰"。我曾经很浅显地理解，中药所谓的"补"，就是缺啥补啥，吃完就相当于给汽车加了油；而针刺所谓的"补"，则仿佛用"打气筒"一般，行完针，气很快就足了，现在想想可笑至极……亦有医者主张打坐练功，强壮自己，通过自己的"气"调理患者的"气"，仿佛医者时刻在践行着损己利人的大医品格，每次给患者针刺完不免感叹道："通过调神补泻，自己就像虚脱了一般，大汗淋漓。"这个过程是不是有点像武侠电影的桥段，徒弟受伤后，师父可以把自己的"真气"输送给他。若每次行针做手法都如此悲壮，为医者是不是有点惨？那么，为什么有的医者确实出现了大汗淋漓？我认为这其中有心理暗示的作用，就像有人总觉得身边弥漫着细菌、邪气，随即心理以及行为都会发生怪异的改变一样。中医可以讲得很玄、很神秘，也可以论述得平淡朴素，这完全取决于为医者的心态，正如《封神演义》言："神皆人造，妖乃人心。"

《灵枢·终始》言："形肉血气必相称也，是谓平人。少气者，脉口人迎俱少，而不称尺寸也。如是者，则阴阳俱不足，补阳则阴竭，泻阴则阳脱。如是者，可将以甘药，不可饮以至剂，如此者弗灸。不已者因而泻之，则五脏气坏矣。"《灵枢·根结》言："形气不足，病气不足，此阴阳气俱不足也，不可刺之，刺之则重不足，重不足则阴阳俱竭。"《灵枢·邪气脏腑病形》云："阴阳形气俱不足，勿取以针，而调以甘药也。"

《灵枢》分别在三个篇章中强调了机体在阴阳俱虚的情况下，不能采用针刺以及艾灸的治疗手段，只能调以"甘药"。从古至今，医书中记载了各种补法，世人亦多喜补恶泻，送礼多以补品为上，那么，为什么阴阳俱不足之人却不能行针艾，也不能尽用补药，即使用些许"甘药"，还"不可饮以至剂"呢？我认为这个问题需要深入思考。

朱丹溪"针法浑是泻而无补"

基于上述三段经文，《丹溪心法·拾遗杂论》中提出"针法浑是泻而无补"的观点。明·汪机在《针灸问对》中十分赞同朱丹溪的言论，言："九针之用，无非泻法。"并进一步解释道："经中须有补法，即张子和所谓祛邪实所以扶正，去旧实所以生新之意也，疾出以去盛血，而复其真气，故云补也。"《针灸大成》总结了明代以前针灸之精要，是集大成之作，杨继洲在书中也引录了《古今医统大全》"用针皆是有泻而无补也"的观点。但《黄帝内经》中关于针刺确实有言补法，并在多个篇章中记载了诸如呼吸补

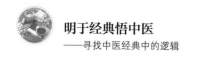

泻等具体操作方法，为什么上述名家却皆持"针刺无补"的观点呢？

生活中我们都有这样的经历：如果手脚不小心扎进一根刺却浑然不知，待时间久了，当你突然间感觉到疼痛，然后下意识地低头一看，发现手脚不知道何时扎了刺。这时你会发现刺周边已经出现了些许红肿，甚至刺也会自己"鼓"出来。从西医学的角度来谈，刺是有别于机体的异物，必然会产生炎症趋化反应，造成的结果就是刺周边产生了红肿现象，用中医的语言来描述，便是正气鼓荡，气血奋起抗"刺"邪。同样的道理，针具也是有别于身体的异物，机体一定也会产生炎症趋化反应。针刺周围出现"红晕"现象想必是医患之间讨论最多的话题，有的患者会问："大夫，我这个针周边怎么都红了？"有的大夫说"你对针刺很敏感，是好事呀"（异物出现后，气血很快就调动起来，这个解释是可以说通的）；还有的大夫则会说"非常好，中医认为这是体内的邪气都透发出来了"（这种"透邪"解释我认为是完全说不通的）。不管怎么说，这两种说法都会让患者的心理接受了正面的安慰作用。其实"红晕"现象同"红肿"一样，都是西医学的炎症趋化反应造成的结果。如果留针时间够久，针刺周边一定会出现"红肿"现象，甚至针也会自己"鼓"出来。实际上，只要针具存在身体表面，就会调动机体气血流动，从这个角度而言，针刺一定"消耗正气"，这便是《灵枢》强调"阴阳俱虚不能行针艾"的道理。试想，身体虚到连饭都吃不了，这时候针艾消耗的气血是不是便会如同"压死骆驼的稻草"一样？因此，从整体气血而言，朱丹溪"针法浑是泻而无补"之言是非常有道理的。

小针者，易陈而难入

《内经》只是说阴阳俱虚者不能行针艾，对于正常人，其实扎几根针消耗的气血根本算不了什么。现在朋友圈经常会见到年轻人被扎的像个刺猬的照片，偶尔出现颈肩腰腿痛，去诊所扎个针、拔个罐，拍个照留念一下，然后病就痊愈了。试想，年轻人气血盛、肌肉滑、气道通，哪里疼痛就扎哪里，针刺必然调动气血，不通的经络很快就可以被打通，这也是现在满大街养生机构针刺保健能够挣钱的原因。培训个把月，不需要读经典，也不需要练手法，最关键只记住一个"阿是穴"就够了。有时候会愤愤不平，让身边的人不要去这些地方，十二经络都背不全，就能给人治病了？但客观地说，大部分人都不傻，没有疗效这些养生机构是开不下去的。我们读经典明医理之后，就可以知道这些所谓的"植树造林式"扎法能够起效的内在机理，是具有特定受众人群的。明白了这其中的医理，我想我们的心胸也没必要太过狭小，如果身体盛壮的患者，偶尔受风出现颈肩腰腿痛的问题，觉得去医院特别不方便，这些针刺保健的方法我认为是可以解决一部分问题的（当然如果非医疗机构或在无医师证的情况下进行针刺操作等属于违法行为）。但对于年龄大一些或者身体偏虚的患者则不太适用，本来是去治疗颈肩腰腿痛的，针刺几次后反而会出现周身酸困乏力的现象，这就是消耗气血使然。因此，这种"植树造林式"的针刺方法对于学习针灸的医者来说必然是不可取的。试想，古人往往采用质地较软的金或银磨制而成"小针"，每个医者拥有的针具必然不会很多。仅从最客观的物质角度来看，《内经》的古法针刺也不会是"植树造林式"的扎法，那么经典所言的"刺之道"为何？以下试论之。

《灵枢·九针十二原》言："小针者，易陈而难入。"经典已经明示后人，若只想成为一个针刺操作师太容易了，但是想登堂入室，做到"明"且"彰"，是非常不容易的。

第一，凡刺之理，经脉为始，必通十二经络之所终始、络脉之所别处、五俞之所留、六腑之所与合等，否则不明十二经络，开口动手便错，这是针刺的根基。

第二，《灵枢·经脉》言："经脉者常不可见也，其虚实必以气口知之。"要想了解人体的气血状态，必须做到"凡将用针，必先诊脉，视气之剧易，乃可以治也"。

第三，还要适当练习手法，如《灵枢·小针解》言："右主推之，左持而御之者，言持针而出入也。"

第四，针刺者要具备一定的指力，做到"持针之道，坚者为宝，正指直刺，无针左右"。

第五，《素问·宝命全形论》曰："凡刺之真，必先治神。"

欲见刺之道者，以上五个方面，我认为是"小针者"能真正登堂入室的必备之路。如此这般，我想不需要针刺很多穴位，甚至一针疗法，便可以做到"气至而有效，效之信，若风之吹云，明乎若见苍天，刺之道毕矣"。其中，前两方面最应该下功夫，是"本"。经络根基者，无他，唯熟尔；气血虚实以脉口知之者，此为"理"，正是《灵枢·九针十二原》所言"难入"之处，亦是针、药融会之源，其要一也，也是本书想要求真表达之所。至于后三方面，一曰手法，二曰治神，三曰气至，我认为是《灵枢·九针十二原》所言"易陈"之处，没有必要过多渲染以及过度强调"得气"与"治神"，为什么？

首先说手法，在《黄帝内经》中没有记载花哨的手法，只有基本手势，即"右主推之，左持而御之"。《灵枢·官能》言："语徐而安静，手巧而心审谛者，可使行针艾，理血气而调诸逆顺，察阴阳而兼诸方。"所谓的"手巧"，我认为并不是强调手法有多高级，而是说不能使用蛮力，就像很多"练家子"说手下要有寸劲儿一样，即"持针之道，坚者为宝，正指直刺，无针左右"，目的就是一个，准确扎入穴道即可，其实做到是不难的。后世慢慢衍变出一派称为"针法派"，比如《金针赋》中提到的诸如青龙摆尾、白虎摇头、苍龟探穴以及赤凤迎源等手法。这些看似高大上的手法就如同写书法一样，必须承认，汉字最初的基本功能仅仅是为了满足互相交流，艺术审美是满足基本功能之后赋闲状态的一种心理表达。在满足基本功能方面，书法不见得比普通字体更加高效。同理，花哨的针刺手法有可能会提高"气至而有效"，但绝不是必须，我想这也取决于医者的心理表达。反倒是"左持而御之"更为重要，正如《难经·七十八难》所言"知为针者信其左，不知为针者信其右"，如何精准"揣穴"反倒是针刺者明、彰"十二经脉之始终"中最重要的一个部分。

其次说治神，《灵枢·官能》言："用针之要，无忘其神。"治神不是让患者入定禅修，也绝不取决于周边环境的幽雅与否。治神很重要，但我认为没必要过度强调，因为这是人的一种本能。为什么？《灵枢·终始》说得特别好，治神的原理就是"必一其神，志令在针"。我们都有打针的经历，在被扎针之前，心神不由自主地都在胳膊或屁股上，越是害怕，心神越集中，这就叫"必一其神"。同理，在针刺的过程中，患者的"神"也都在针上。针刺完毕后，若要留针，让患者"志令在针"即可。《灵枢·本脏》曰："志意者，所以御精神，收魂魄。"时时想着被扎的穴道，就可以通过志意御精神、行气血，从而以助"气至而有效"。因此，针刺的穴道越少，患者的注意力就越容易集中到穴道之处，就越容易治神。若采用"植树造林式"针刺方法，从头到脚都扎满了针，反而不容易治神。我在针刺治疗颈肩腰腿痛的时候，特别采用"动针"疗法，一般只针刺一个穴道，但疗效很好。针刺前后，需要拍打一下该条经脉的循行路线，是何用意？《难经·七十八难》提出："当刺之时，先以左手厌按所针荥俞之处，弹而努之，爪而下之，其气之来，如动脉之状，顺针而刺之。"其目的不是为了疏通经脉，而是吸引患者的注意力，让其不由自主地治神。患者一边配合运动，一边想着针刺部位会不会因为活动而产生疼痛的感觉，完全不需用刻意却能够达到通过志意以御气血的目的。这就好比练功夫，下盘要稳如钟，怎么练呢？通过口头说教气沉丹田是没有用的，刚开始一定要训练站桩或金鸡独立等基本功，当人体站立不稳或者下肢肌肉不停哆嗦的时候，志意或者气血不由自主地便向人体下盘如约而至了。

最后说气至，亦称为得气。《素问·离合真邪论》中在谈论补泻具体方法时言"吸则转针，以得气为故。候呼引针，呼尽乃去，大气皆出，故命曰泻"，"呼尽内针，静以久留，以气至为故，如待所贵，不知日暮……故命曰补"。可以看出，"得气"与"气至"的概念首见于《黄帝内经》，其意义相同。《灵枢·九针十二原》曰："刺之而气不至，无问其数。刺之而气至乃去之，勿复之。"经典告诉我们不管是补泻，抑或平补平泻，针刺的时间不是固定的，其目的是"以得气为故"，得气之后"乃去之，且勿复之"。这样才能取得"明乎若见苍天"的疗效。是不是感觉得气非常重要，那为什么还说不用过度强调呢？我们在本文最开始已经谈论了，针具是有别于人体的异物，身体对"针具邪气"不会那么客气，气血随即调动，这是人体正常的生理病理反应。那么气血调动就是"气至为故"了吗？当然不是！窦汉卿在《针经指南·标幽赋》中言"气之至也，若鱼吞钩铒之浮沉；气未至也，似闭处幽堂之深邃"，能让微针在气道内的手下感觉如鱼咬钩一般，一定有"抟气"的作用力。所谓"抟"，亦作"搏"讲，如《逍遥游》记载曰："抟扶摇而上者九万里。"可见，只有调动流通较盛的气血，才能称之为气至。

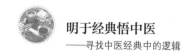

在《灵枢·经脉》中雷公提了一个问题："何以知经脉之与络脉异也？"黄帝曰："经脉者常不可见，其虚实也以气口知之。脉之见者，皆络脉也……诸络脉皆不能经大节之间，必行绝道而出入，复合于皮中，其会皆见于外。"《灵枢·九针十二原》强调"凡将用针，必先诊脉"，如此看来，通过脉口了解的是"经脉"的气血盛衰，而非其他脉络，这样才能通过针刺达到调虚实的目的，正如《灵枢·经脉》开篇即言："经脉者，所以能决死生、处百病、调虚实，不可不通。"因此，要想针刺调虚实，达到气至为故，必中经脉穴道。也就是说，气至还是未至，完全取决于是否准确地扎入经脉穴道上。假若针刺未中的，而刺在"左右"，比如络脉上，调动气血必然徐而微，即"刺之而气不至"，这时就需要"无问其数"，直到准确刺入穴道，调动气血方可抟而盛，即"刺之而气至"，故乃可去之。由此可以看出，欲达到"气至为故"，实际上是我们的左、右手之间的紧密协作，信其左，即明晰"十二经脉之终始"的精准揣穴；还要信其右，即"持针之道，坚者为宝，正指直刺，无针左右"。综上，精准针刺入经脉穴道，气至是自然而然的事情，气血的调动不需要花哨的手法，也不需要刻意治神，因为这些都是人体生理本能。

既然《内经》主要谈论针刺经脉，那么有没有针刺络脉呢？有！缪刺便是如此。《灵枢·终始》云："凡刺之法，必察其形气……必为缪刺之。"而《素问·缪刺论》则是"缪刺"专文，记载了巨刺与缪刺的区别，言："邪客于经，左盛则右病，右盛则左病，亦有移易者，左痛未已，而右脉先病，如此者，必巨刺之，必中其经，非络脉也。故络病者，其痛与经脉缪处，故命曰缪刺。""凡刺之数，无视其经脉，切而从之，审其虚实而调之。不调者，经刺之；有痛而经不病者，缪刺之。"由此可以看出，缪刺与巨刺的主要区别在于疾病是在络脉还是经脉上，病在经脉，可以通过脉口知之，必须做到"凡将用针，必先诊脉"；病在络脉，则脉口不会出现明显异常。由于经脉为气血运行的主干，正所谓"经脉十二者，伏行分肉之间，深而不见"，而络为小支，正所谓"诸脉之浮而常见者，皆络脉也"，因此，针刺络脉要轻刺、浅刺。通过《素问·缪刺论》的记载，诸如"邪客于足太阳之络……不已，刺外踝下三痏""邪客于手阳明之络……刺手大指次指爪甲上去端如韭叶，各一痏""邪客于足少阴之络……刺然骨之前出血"等实例，皆表明缪刺的针刺方法可在四肢末端等部位浅刺或刺络放血，这与针刺经脉、必中穴道是完全不同的。

针刺补泻的核心机理

我思考了很久老生常谈的"捻转补泻"的原理，为什么顺时针与逆时针会产生补与泻这么大的差异呢？还有为什么顺着经脉就是补，逆着经脉就是泻？说实话，至今也没思考出个所以然来，而现有的很多解释都非常牵强附会。在我看来，不管是提插还是捻转，都是使穴道的创伤重一些，炎症趋化反应范围更广一些，即产生所谓的"刺激"，气血的调动便会加快一些而已。既然经典所言"气至而有效"意味着机体调动气血抟而盛，那么针刺是如何产生补与泻呢？

谈论针刺补泻之前，就要谈论一下针刺、中药都不能发挥作用的理想状态。《素问·移精变气论》言："往古人……内无眷暮之累，外无伸宦之形，此恬淡之世，邪不能深入也。故毒药不能治其内，针石不能治其外……当今之世不然，忧患缘其内，苦形伤其外，又失四时之从，逆寒暑之宜。贼风数至，虚邪朝夕，内至五脏骨髓，外伤空窍肌肤，所以小病必甚，大病必死。"内无眷慕之累，就是《素问·至真要大论》里谈论的"心安而不惧"，外无伸宦之形，也就是"志闲而少欲"，如此这样，方可"气从以顺，各得所欲，皆得所愿"，这便为"恬淡之世"。在这种理想状态下，针刺便不能发挥作用，为什么？阴阳匀平也！

若我们把上古之人的恬淡之世降低规格，看作当今之世的平人，《素问·调经论》曰："夫阴与阳，皆有俞会，阳注于阴，阴满之外，阴阳匀平，以充其形。"正常人体的生理，阳注阴满，阴阳匀平，如环无端。当人体感受外邪或者内伤，如《素问·调经论》言："夫邪之生也，或生于阴，或生于阳。其生于阳者，得之风雨寒暑；其生于阴者，得之饮食居处，阴阳喜怒。"三部之气，所伤异类，但百病始生。因此，人体便由"阴平阳秘"或"阴阳匀平"状态变成了"阴阳不匀平"的状态了。《素问·调经论》言："气血以并，阴阳相倾，气乱于卫，血逆于经，血气离居，一实一

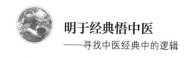
虚……有者为实，无者为虚。"这种阴阳不匀平的状态，用一个非常传神的词来描述，称之为"阴阳相倾"，也就是人体阴阳气血相倾移。

基于"阴阳相倾"的病理状态，关于其治法就很好理解了。《素问·离合真邪论》言："经言气之盛衰，左右倾移，以上调下，以左调右，有余不足，补泻于荥输。"通过以上调下，以左调右，其目的就是恢复到《灵枢·终始》谈论的"阴阳不相移，虚实不相倾"的状态。《灵枢·刺节真邪》又言："调阴阳，补泻有余不足，相倾移也。"明确指出了针刺补泻的本质就是"调阴阳，相倾移"，即调匀有无。

病发于阳，得之风雨寒暑者，多为卒疾，机体很快出现阴阳倾移的状态。《灵枢·百病始生》又言："风雨寒热不得虚，邪不能独伤人……此必因虚邪之风，与其身形，两虚相得，乃客其形。"这就解释了阿是穴治疗疾病的基本原理。比如感受虚邪贼风后，出现颈项不舒，必然是因为颈项为"邪之所凑，其气必虚"之处，针刺阿是穴，便可以调动气血，"以上调下，以左调右"，从而攻邪逐虚。阿是穴要中病即止，不能久用，久用必然乱气。

病发于阴，伤于饮食居处、阴阳喜怒，多为内伤，《素问·离合真邪论》言："荣卫之倾移，虚实之所生，非邪气从外入于经也。"其明确指出虚实的产生不是因为外感六淫之气导致的，而是因为机体自身荣卫倾移引起的。写到这里，按捺不住要真情流露一下，经典读起来真的太有味道了！在《灵枢·贼风》中也记载了这样的对话，经典一直告诉我们要"虚邪贼风，避之有时"，但黄帝就问了："夫子言贼风邪气伤人也，令人病焉，今有其不离屏蔽，不出室穴之中，卒然病者，非不离贼风邪气，其故何也？"黄帝一针见血，说既没有走到室外感受外邪，亦从来没有离开过屏风的保护，排除了虚邪贼风的因素，那为什么还能生病呢？可见黄帝的逻辑思维是多么严谨啊！该篇章的核心思想其实是提出了"故邪留而未发，必因加而发"的概念。经典所谓的"故邪"，字面意思指的是诸如"有所堕坠的恶血"等病理因素，我认为可以引申为人体某种水平的气血抗衡状态，本书《阴阳的思考》一章探讨了"三阴三阳"对应的六种气血状态其实便是如此。百病皆生于气也，若以阴阳喜怒（情志因素）为诱因，出现了《素问·举痛论》所言"怒则气上，喜则气缓，悲则气消，恐则气下，寒则气收，炅则气泄，惊则气乱，劳则气耗，思则气结"，也就是《灵枢·贼风》记载的"有故邪留而未发，因而志所恶，及有所慕，血气内乱，两气相搏"，从而引起机体"阴阳相倾"，必然会造成"一经盛，另一经虚"的表现，这个生理病理过程印证了《素问·离合真邪论》人体虚实是归因于"荣卫之倾移"的结论。其中，最常见的便是阴阳表里经，如"阳道实，阴道虚"。那么其针刺治疗如何？

《素问·阴阳应象大论》曰："故善用针者，从阴引阳，从阳引阴……以表知里，以观过与不及之理，见微得过，用之不殆。"这句话道出了针刺治病的核心原理。观表里阴阳经，区分"过与不及"，即体察表里经的盛虚，从而决定是"从阴引阳"还是"从阳引阴"，其治疗过程产生作用的本质是《灵枢·刺节真邪》所言"调阴阳，补泻有余不足，相倾移也"。《灵枢·终始》言："阴盛而阳虚，先补其阳，后泻其阴而和之。阴虚而阳盛，先补其阴，后泻其阳而和之。"其具体施治顺序为"先补虚经，后泻实经"，如病在足少阳，要先补足厥阴，而后泻足少阳。

综上所述，《内经》中针刺补法不是向体内输注真气，补的含义是"移气于不足"，泻的含义则是"去此注彼"，补泻的作用即"调匀有无"，即从有余的经络引经气血"补"不足的经，从而达到平衡的状态。对于阴阳俱不足之人，便会出现"补阳则阴竭，泻阴则阳脱"，故不能使用针刺的方法。中医针灸有一句老生常谈的话，叫"离穴不离经"，明白了针刺补泻"调阴阳，补泻有余不足，相倾移也"的基本原理，我认为这也就解释了"离穴不离经"的核心内涵。

以灸言补的思考

针灸是针刺和艾灸的总称，正所谓"用针不远艾"。上文用了相当大的篇幅探讨了针刺补、泻的核心机理，那么"以灸言补"的思考自然可以和盘托出。

自古以来很多医家都主张"以灸言补"，而"瘢痕灸"或"化脓灸"则直言大补。化脓灸在晋唐时期最为盛行，如孙思邈就提出了"若要身体安，三里常不干"的观点，该现象不仅在唐代医籍中有大量的记载，而且在文学作品中也有反映，如白居易在诗中写道："至今村女面，烧灼成痕瘢。"韩愈也生动地描述过施灸的场面："灸师施艾炷，酷若猎火围。"同时，古人认为"化脓灸"产生的疗效与化脓的程度密切相关，陈延之在《小品方》中指出："灸得脓坏，风寒乃出，不坏则病不除也。"《太平圣惠方》亦有记载："灸炷虽数足，得疮发脓坏，所患即差，如不得疮发脓坏，其疾不愈。"

我在最初学习中医"疯魔"的那几年，效仿古人"三里常不干"，忍着直接灸的疼痛，将双侧足三里和关元皆灸出了脓，恢复了相当一段时间。至今这些穴位已经惨不忍睹，留下了很大的疤痕。伴随着知识体系的不断完善，以西医学的视角来看，当时穴位周边皮肤已经是深Ⅱ度灼伤，形成了增生性瘢痕。我的"铁杆中医"小伙伴们对自己更狠，化脓了还继续"瘢痕灸"，于是便可形成强大的增生性瘢痕，称为瘢痕疙瘩。每到阴天下雨季节，我这些瘢痕穴位便会出现轻微刺激性痛痒，这种现象被称为"作天阴"。乍回忆起来感慨万千，这些中医之路上的烙印，时刻提醒着我在求真"未解、未彰"的中医问题时要不忘初心。

其实，灸法产生补益的原理同针刺补法一样，针具是有别于人体的异物，针具周边产生的"红晕"，以西医学的角度来看是炎症趋化反应，以此推之，"化脓"更是造成了严重的炎症趋化反应。在中医看来，就是正气鼓荡，气血奋起抗邪，从而可以"移气于不足"，这就产生了"补"的效果。孙思邈所言"若要身体安，三里常不干"，相较于针刺足三里而言，"移气于不足"的状态会更加持久，这就是化脓灸所谓的"大补"。皮肤灼伤化脓后，在愈合过程中形成的瘢痕疙瘩，也会时时产生轻微的刺激，徐徐调动机体气血，从而产生"补"的效果。

同理，《灵枢·终始》言："阴阳俱不足，补阳则阴竭，泻阴则阳脱……如此者弗灸。不已者因而泻之，则五脏气坏矣。"对于阴阳俱不足者，艾灸消耗的气血也如同"压倒骆驼的稻草"一样，尤其是化脓灸，消耗气血更甚，故"如此者弗灸"。此时不管是灸阴经还是灸阳经，气血出现倾移便会出现阴竭阳脱的后果，不但不能产生补益的作用，反而会"泻"五脏之气，导致"五脏气坏矣"。

人体自有大药

对于阴阳俱虚之人，《灵枢·终始》告诉我们只能"调以甘药"，而且还不能"饮以至剂"，中药里有众多补阴、补阳之品，这时候为什么不起作用呢？《素问·五常政大论》中记载了一段很有意思的对话，黄帝问："其久病者，有气从不康，病去而瘠奈何"？对于久病之人，气从不逆，而身反不康；病邪已去，而身反瘠瘦，这是为什么呢？岐伯感叹道："昭乎哉！圣人之问也。"然后说出了非常经典的一句话："化不可代，时不可违。"也就是说，造化之气不可以通过人力或外力所代替，其生长收藏，各应四时之化，不能违背万物自然生化规律，故王冰曰："言力必可致，而能代造化、违四时者，妄也。"同样，人体也是一个小天地，生长壮老已的过程也是发挥其自身的内在调节作用，而不能简单地以外力代替。针刺、艾灸以及中药等各种治疗方法主要是协调人体自身的生化功能，而不是代替其生化。于是，岐伯进一步解释曰："夫经络以通，血气以从，复其不足，与众齐同，养之和之，静以待时，谨守其气，无使倾移，其形乃彰，生气以长，命曰圣王。故大要曰无代化，无违时，必养必和，待其来复，此之谓也。"从古至今，中药发生作用的公理是"以偏纠偏"，通过药物治疗纠正人体阴阳不均平的状态后，此时经络已通、血气已从，如何复其不足？经典告诉我们要"静以待时"，外力代替不了生化，时间才是最大的良药。而"养之和之"的本质是"谨守其气，无使倾移"，这才是"补"的真正内涵，人体自有大药，移气于不足而已，这个大药便是"生化"。如此这样，在时间的作用下，才能"其形乃彰，生气以长"。

张仲景在《金匮要略·血痹虚劳病脉证并治》中论述虚劳病时，言："五劳虚极羸瘦，腹满不能饮食，食伤、忧伤、饮伤、房室伤、饥伤、劳伤、经络营卫气伤，内有干血，肌肤甲错，两目黯黑，缓中补虚，大黄䗪虫丸主之。"具体药用："大黄十分，黄芩二两，甘草三两，桃仁一升，杏仁一升，芍药四两，干地黄十两，干漆一两，虻虫一升，水蛭百枚，蛴螬一升，䗪虫半升。"此时身体已经处于虚极羸瘦的状态，而大黄䗪虫丸方中只有干地黄和甘草具有甘缓补益之性，相反却用了很多活血化瘀之品，攻逐扬逸性很强，这跟我们常规补气、补血的思路有很大出入。《金匮要略·脏腑经络先后病脉证》言："若五脏元真通畅，人即安和。"在元真不通畅的情况下，通即是补，这与《素问·五常政大论》所言"复其不足"的前提是"经络以通，血气以从"是不谋而合的。只有元真通畅，脏腑功能各安其位，机体才有可能慢慢"必养必和，待其来复"，这就叫"无代化"。若元真不通畅，用再多的补气、补血、补肾之品也无济于事，往往会适得其反，所谓的"虚不受补"就是这个意思。

因为元真不通畅而造成虚不受补的现象，比较有代表性的是治疗老年人失眠。《灵枢·营卫生会》对"老年人不夜瞑"与"少壮之人不昼瞑"进行了比较，言："壮者之气血盛，其肌肉滑，气道通，营卫之行不失其常，故昼精而夜瞑。老者之气血衰，其肌肉枯，气道涩，五脏之气相抟，其营气衰少而卫气内伐，故昼不精，夜不瞑。"可见老年之人"营衰卫伐"的原因也是因为气道涩，五脏元真不通畅。《灵枢·邪客》将不寐总的病机归纳为"卫气独卫其外，行于阳，不得入于阴……故目不瞑"，即阳不入阴，其治疗原则为"补其不足，泻其有余，调其虚实，以通其道，而去其邪"，遂"饮以半夏（秫米）汤一剂"，你会发现经典治病的思维都是从理法角度进行分析，不会一见到失眠上来就直接安神养阴。若气道涩、肌肉枯，这时单纯强调安神养阴是没有用的，反而有可能会导致机体更加烦躁，"调其虚实，以通其道"才是正法。受经典启发，我在临床上治疗老年人失眠，经常会采用温通法来治疗，如温经汤、当归四逆汤等，主要针对的就是"老者之气血衰，其肌肉枯，气道涩"的生理病理特点，疗效很好。反而针对一些年轻人，可酌情应用安神养阴之品，因为"壮者之气血盛，其肌肉滑，气道通"，很少会出现虚不受补的情况。还有一类痰湿体质的患者失眠，黄连温胆汤效果就很好，也是因为有形实邪导致元真不通畅为根本……总之，治疗失眠，调其虚实，以通其道，恢复元真气道通畅为第一要务，其实这也是"无代化"。

《灵枢·终始》言："阴阳俱不足，补阳则阴竭，泻阴则阳脱。如是者，可将以甘药，不可饮以至剂。"此处"甘药"到底指的是什么？

首先，甘者主缓。虽然补益之剂的药性多属于甘味，但"甘药"绝不是简单的"甘味药"。张仲景在论述"五劳虚极羸瘦"时描述了一个主症便是"腹满不能饮食"，甘味药虽然具有补益之性，但同时"甘者令人中满"。久虚之人必然元真不通畅，多夹杂瘀、滞，往往会虚不受补，这就是张仲景为什么将"血痹"与"虚劳"放在同一篇章的原因。试想，在气血俱虚、胃气若有似无的情况下，饭都吃不了，人参、黄芪、熟地、黄精等"甘"味药的偏性对于机体便是负担，滋腻碍胃。《素问·脏气法时论》有言"五谷为养"，张仲景用了一个词叫"糜粥自养"，五谷杂粮的"甘淡之性"远较甘腻之品平和。俗话说"民以食为天"，我认为最好的补益之品是五谷，而不是参、芪、地、精。我们对待医学的态度要客观，客观并不等于我们失去对中医的热忱，而是不要把中医搞得很玄虚。西医学对于重症病人应用的能全力或百普力等肠内营养剂实质上与"糜粥自养"有异曲同工之妙。因此，"甘药"若仅仅从"甘"字入手，我认为可以理解为糜粥自养。

若将"甘药"与"不可饮以至剂"连起来分析，就非常具有临床意义了，"甘药"此时可以引申为平和、偏性小的药物。对于阴阳俱虚之人，仅靠糜粥自养是远远不够的，想要"养之和之，静以待时"的前提是"经络以通，血气以从"，西医学也认为重症病人在精心护理与营养支持之外，还需要治疗原发疾病。怎么治疗呢？张仲景给我们做了一个典范，缓中补虚也。大黄䗪虫丸中的攻逐扬逸之品偏性大不大？当然偏性大，对于阴阳俱虚之人尤甚，但丸者，缓也。同样，仲景在治疗"虚劳诸不足，风气百疾"时，采用薯蓣丸主之，用的也是丸剂。因此，所谓平和、偏性小，一者可以理解为药量小，"不可饮以至剂"正是此意，可采用丸剂或少量频服的办法缓中补虚；二者可以理解为偏性小的药物，张锡纯在治疗虚人气结时，往往摒弃行气破气之品，而采用鲜生麦芽治疗，既可以得五谷之气，又可以疏肝理气，正是取其"药性偏缓"之意。任何偏性大的药物，或药量过大，对于胃气差的重症患者，都会像针艾一样"补阳则阴竭，泻阴则阳脱"，消耗掉仅存的一点胃气。其实，这也是《素问·阴阳应象大论》论述的"少火生气"与"壮火散气"的问题，这让我想起当代伤寒大家李翰卿的一个医案，现摘录于下，供大家参考：

李翰卿治学、治病尤遵仲景，精于《伤寒》《金匮》，喜用经方、小剂。每能救危难、起沉疴而得心应手。曾治一李氏患者，因患二尖瓣狭窄，于

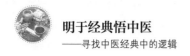

西医医院实施二尖瓣分离术后，不久发生严重心力衰竭，虽经抢救脱险，但心衰仍不时发生。先请某医以生地15克，麦冬15克，天花粉15克，五味子15克，人参15克，当归9克，茯苓15克治之，服后20多分钟，心悸气短加剧，咳喘不足一息，腹满浮肿更甚，乃急请李氏会诊，李云："可予真武汤加减治之。"遂处方：附子0.3克，白芍0.6克，茯苓0.3克，人参0.3克，白术0.3克，杏仁0.3克。服药25分钟后，心悸气短咳喘即减轻，1小时后排尿1次，腹胀浮肿亦减，平卧睡眠数小时，至次日晨，亦可以自行翻身。遂照原方继服，3日后，竟能下床走路20余步，且云："一年来未能步也"。全方药量总共不过3克，如此小量，竟能起沉疴于顷刻，救危难于既倒，医患均不明，遂求教其理。李曰："此患阴阳大衰，又兼水肿，乃阳虚至极也，虚不受补，补其阳，则阴液易伤而烦躁倍加，补其阴则阳气难支，浮肿短气更甚。故治之宜小剂耳，取《内经》'少火生气，壮火食气'之意也。"

脉理求同

——以脉随法，气血为本

我想中医大夫都会遇到这种情景，碰到一类患者，上来什么话都不言语，直接把胳膊伸过来，说："帮我把把脉，看看我身体有什么毛病。"更有一些"逛医"经历丰富的神经症患者将把脉的过程当作一场考试，如果医生说的跟他心理预期相符，有可能会服用处方试一下，若大夫说的达不到心理预期，随后他就会流露出一副很不屑的神情，认为这个大夫在他心目中不及格。虽然中医讲求四诊合参，但离开了脉诊的中医诊病过程毫无疑问便丢失了精髓，李士懋老有言："四诊合参，脉诊为重，以脉解舌，以脉解症。"

自古以来对诊脉就存在误解和神化的现象，一些影视作品中"悬丝诊脉"的片段更是起到推波助澜的作用。现如今在临证过程中，仍存在有些医师为了在患者面前制造一种深奥莫测之感，将诊脉过程故弄玄虚的现象。试问，脉诊真有那么神奇吗？其诊病之理何在？可以说，从《黄帝内经》到《脉经》，再到《濒湖脉诀》以及后世医家各论，林林总总，然诸贤之论，其异当存，本文只求脉理其"是"，察脉象之"同"，不论其"非"，更有很多不解之处以待将来。

独取寸口的思考

最早在《黄帝内经》中诊脉是通过多个部位诊断，称之为"三部九候"诊法。《素问·三部九候论》有详细记载，言："帝曰：愿闻天地之至数，合于人形血气，通决死生，为之奈何？岐伯曰：天地之至数始于一，终于九

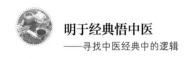

焉。一者天，二者地，三者人，因而三之，三三者九，以应九野。故人有三部，部有三候，以决死生，以处百病，以调虚实，而除邪疾。帝曰：何谓三部？岐伯曰：有下部，有中部，有上部，部各有三候。三候者，有天，有地，有人也。必指而导之，乃以为真。上部天，两额之动脉；上部地，两颊之动脉；上部人，耳前之动脉。中部天，手太阴也；中部地，手阳明也；中部人，手少阴也。下部天，足厥阴也；下部地，足少阴也；下部人，足太阴也。故下部之天以候肝，地以候肾，人以候脾胃之气。"这样的诊脉方法符合古人"天人相应"的哲学思想。但这种"遍诊法"使用不久后，《难经》就提出了"独取寸口"的脉诊理论，正所谓"上下几千年，往来成古今"，该方法便一直沿用到了今天。

《难经》相传是战国时期秦越人（扁鹊）所作，原名是《黄帝八十一难经》。因此，扁鹊也被称为脉学的创始人，《史记》称其为"至今天下言脉者，由扁鹊也"。《难经》赋予了"三部九候"新的解释，言："脉有三部九候，各何主之？然：三部者，寸、关、尺也。九候者，浮、中、沉也。上部法天，主胸上至头之有疾也；中部法人，主膈以下至脐之有疾也；下部法地，主脐以下至足之有疾也。"这也是"寸、关、尺"与"浮、中、沉"追根溯源的记载。

我们不妨先了解一下古人认为"独取寸口"的原理：《难经·一难》曰："十二经皆有动脉，独取寸口，以决五脏六腑死生吉凶之法，何谓也？然：寸口者，脉之大会，手太阴之脉动也……寸口者，五脏六腑之所终始，故法取于寸口也。"十二条阴阳经皆有动脉，唯独取手太阴肺经的动脉，是因为寸口是脉之大会的地方，也是五脏六腑之所终始的地方。《素问·五脏别论》言："帝曰：气口何以独为五脏之主？岐伯曰：胃者水谷之海，六腑之大源也。五味入口，藏于胃以养五脏气，气口亦太阴也，是以五脏六腑之气味，皆出于胃，变见于气口。"也就是说，寸口还是反映"胃气"的地方。基于以上两点，寸口便可以体察人体五脏六腑的气血状态。

了解了古人的想法，我认为"独取寸口"理论蕴含了三层信息：一是该理论建立在十二经脉基础之上；二是通过脉口所候信息的载体是气血；三是独取寸口，而非其他动脉。按照西医学知识来看，中医的"寸口脉"其实就是桡动脉的一小段，却能够洞察整个人体的健康状态。试想，人体动脉分布很广泛，这一小段桡动脉与身体其他部位的动脉有什么区别？几十年来，科学家一直未找到经络的实质解剖结构，试问建立在经脉体系上的"独取寸口"理论能经得住推敲吗？

在上一章《针、药补泻的本质思考》中，我们讨论针刺产生作用的核心机理也是基于十二条阴阳经的理论模型。这就可以提出疑问了，十二条阴阳经的理论模型一定对吗？我思考的答案是：按照实质的经脉对应不一定准确，至少目前仍未明确经脉的具体结构，但是逻辑关系是合理的！身体的运行比我们的思想意识聪明得多，俗话说"一方有难，八方支援"，针刺引发机体调动气血，身体会很聪明地从相对实的地方往相对虚的地方支援。大夫诊病靠的是逻辑推理，我们的思想意识只要知道哪一经虚，哪一经实就够了，这就是"凡将用针，必先诊脉"的道理。至于身体内部怎么支援，或者支援途径是什么，这些其实都是机体自己"暗箱"处理的，古人也是通过"司外揣内"的思维去推演这个过程，我想这就是十二条阴阳经理论模型的本质意义。

古人有云："心之所向，道之所至。"客观地说，中医很多知识的本源是建立在"心为万法之源"基础上的，其实十二经脉也是这么来的。《灵枢·经水》言："经脉十二者，外合于十二经水，而内属于五脏六腑……经水之应经脉也，其远近浅深，水血之多少，各不同。"江河湖海是大地各地域之间沟通的脉络，人与天地相参，经脉便成了人体各脏腑之间沟通的脉络，古人将自然界的十二江河（清水、渭水、海水、湖水、汝水、渑水、淮水、漯水、江水、河水、济水、漳水）附会十二经脉，谓之"人之所以参天地而应阴阳也，不可不察"。关于经脉的问题，我有幸在内蒙古扶贫支边一年余，对蒙医的经典著作做了相关的了解，蒙医也有属于自己的经络体系。同时，古印度医学认为人体经脉有 24 条，若按照印度瑜伽的"脉轮"学说，人体有七万两千条气脉，这七万两千条气脉加上七个轮，构成一个自足自洽的能量循环系统。另外，藏医有藏医的医学体系，苗医有苗医的医学体系……你会发现这些传统医学体系都有经脉系统，而且这些经脉体系互相都对不上，但都可以做到理论圆融，而且都会产生较好的临床疗效。人类认识客观规律受观察能力所限，由此总结的规律便具有其对应的适用边界，在相同的适用边界内，其反映的客观规律就是等价的。因此，

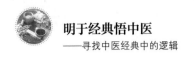

不管是十二条阴阳经，还是二十四条经脉，其本质没有差别。

人体是一个非常复杂的系统，西医学对其所谓"科学"的探索也是提出一个又一个理论假说。同理，经络系统便是古代医学体系总结的一种具有生理学意义的理论假说，是机体内部五脏六腑之间以及机体与外界沟通的通道。经络体系产生的生理学意义，与西医学神经系统、循环系统、淋巴系统等沟通机体内外上下没有本质的区别，只是两种不同的医学体系罢了。古人已经具备一定的解剖学概念，但自古中国传统文化多向内求，即"内证省察"，如李时珍有言"内景隧道，惟返观者能照察之"，故道家有《内经图》(亦叫《内景图》) 的精彩绘制 (如图 9 所示)。古代不同医学的经络体系基本上全部来源于早期解剖学的直观现象总结，包括一些动静脉、神经和血管等，不同的观察视角本身就有差别，同时大多数古代文化基本上都反对实体解剖而又不重视实证，结合"心之所向"的因素，从而造成了世界上古代文明的医学都有自己不同的经络理论。但是，客观规律具有同一性，无论用什么符号表达，用什么介质记录，其反映的客观规律是等价的。也就是说，古代经络系统的气血运行与西医学的血液、神经递质以及淋巴等在人体"升降出入"的规律上没有本质的区别。两种医学体系观察角度不尽相同，虽然可以产生相对的互补效应，但都受人类思维局限性的束缚，这也就解释了为什么西医难治的疾病，其实大部分对于中医来说同样也是疑难杂症。因此，中医将气血作为信息传送介质是非常合理的，即通过脉口气血的变化是可以洞察人体健康状况的异常。

理顺了"独取寸口"理论蕴含三层信息的前两层，最后，为什么把脉要"独取寸口"呢？我认为，日常行为操作只有在方便的前提下，才能考虑逻辑的合理性。裸露在外方便医生诊察的动脉基本上就是古人选择的三部：人迎脉、寸口脉以及趺阳脉。从西医学来看，心脏作为一个动力泵，是气血运行的动力源。桡动脉作为动脉系统的一小段，正好位于人体的中间位置。不像人迎脉那样离心脏很近，正常人跳动的力度都比较强，人与人之间差异性不大，或者反映气血病理状态的敏感性较差，西医学只有在休克时才考虑摸颈动脉；同理，人体远端的趺阳脉离心脏特别远，正常人跳动的力度相对比较弱。若血管状况不好，比如"三高"的病人下肢动脉常常存在动脉硬化伴斑块，甚至动脉闭塞等，此时就会更加干扰动脉跳动

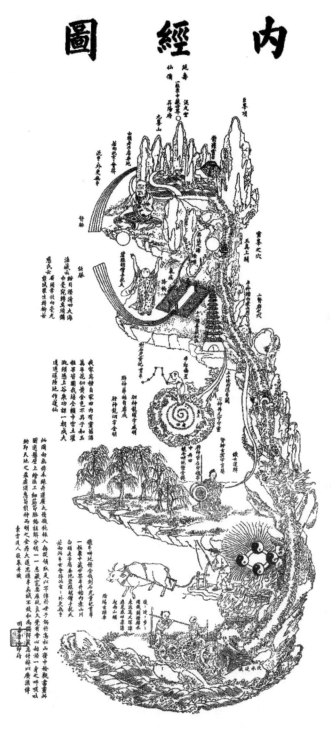

图 9　内经图（内景图）

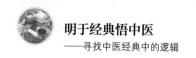
的力度，差异对比性也不强。因此，"从乎中"的选择是最合理的，桡动脉是暴露在人体肌表非常明朗的一段动脉，方便性非常好，同时对于人体气血的运行状态又有很好的对比差异性。综上，"独取寸口"可以很好地反映人体的气血状态。

上竟上，下竟下：新说寸关尺

《难经·二难》曰："脉有尺寸，何谓也？然：尺寸者，脉之大要会也。从关至尺是尺内，阴之所治也；从关至鱼际是寸内，阳之所治也。故分寸为尺，分尺为寸。故阴得尺内一寸，阳得寸内九分。尺寸终始，一寸九分，故曰尺寸也。"《难经·三难》言："关之前者，阳之动也，脉当见九分而浮。过者，法曰太过；减者，法曰不及……关之后者，阴之动也，脉当见一寸而沉。过者，法曰太过；减者，法曰不及。"由此可以看出，从关至鱼际，是"寸内"，是"阳之所治"或"阳之动"，属于阳的地界，正常应当略浮，即"脉当见九分而浮"；从关至尺，是"尺内"，是"阴之所治"或"阴之动"，属于阴的地界，正常应当略沉，即"脉当见一寸而沉"。《脉经》在此基础上进一步发展，进一步明确了寸、关、尺的位置，言："从鱼际至高骨，却行一寸，其中名曰寸口，从寸至尺，名曰尺泽，故曰尺寸。寸后尺前名曰关，阳出阴入，以关为界。"这便是"高骨定关"的源头。同时，《脉经》明确了"关"的意义，关者，关隘也，阳出阴入之意，是阴阳之气交换或过渡的场所。通过对经典的梳理，寸、关、尺的定位及意义就一清二楚了，那么寸、关、尺与人体的对应关系为何？

《素问·脉要精微论》关于脉的上下部位与人体对应关系已有论述，言："尺内两旁则季胁也，尺外以候肾，尺里以候腹中。附上左外以候肝，内以候膈，右外以候胃，内以候脾。上附上右外以候肺，内以候胸中，左外以候心，内以候膻中。前以候前，后以候后。上竟上者，胸喉中事也。下竟下者，少腹腰股膝胫足中事也。"这便是著名的"上竟上，下竟下"理论。到了《难经》《脉经》，更加明确了寸、关、尺与人体的对应关系，《难经》言："三部者，寸、关、尺也……上部法天，主胸上至头之有疾也；中部法人，主膈以下至脐之有疾也；下部法地，主脐以下至足之有疾也。审而刺之者也。"《脉经》曰："寸主射上焦，出头及皮毛竟手。关主射中焦，腹及腰。尺主射下焦，少腹至足。"综上，三部经典都将寸、关、尺的位置与人体的上、中、下三部对应。

"左手心肝肾，右手肺脾命"，此句歌诀来自南北朝高阳生的《王叔和脉诀》。后世有"《脉诀》出，《脉经》隐"之论，也就是说，《王叔和脉诀》专门将《脉经》博杂的脉诊方法与理论进行了口诀编写，朗朗上口，非常好记。这句口诀一经问世便背了上千年，几乎所有学脉的人都离不了这句话，这便是《脉经》提出的寸、关、尺与脏腑之间精细的对应关系，言："心部在左手关前寸口是也，即手少阴经也……肝部在左手关上是也，足厥阴经也……肾部在左手关后尺中是也，足少阴经也……肺部在右手关前寸口是也，手太阴经也……脾部在右手关上是也……肾部在右手关后尺中是也，足少阴经也。"后世医家及著作关于寸、关、尺与脏腑之间对应关系的描述皆来源于此。

寸、关、尺的脏腑对应关系，可以说如横空出世一般，一经出手即流传千余年，而且中间过程没有任何铺垫，直接将脉法的"交通规则"在一千多年前就定下来了，后人也遵守了一千多年。这种交通规则式的公理，我认为应该求真思考。对于人体而言，是不是寸、关、尺与脏腑之间的对应关系果真如此？这个问题恐怕谁也解答不了。但从目前西医学体系中桡动脉只是动脉的一小段来看，无论怎么对应看起来都是很荒诞的。那么，"上竟上，下竟下"理论真的没有道理吗？不是！

在寸、关、尺三部脉中，古人特别重视尺脉，如《伤寒论》言："脉浮数者，法当汗出而愈。若下之，身重心悸者，不可发汗，当自汗出乃解。所以然者，尺中脉微，此里虚，须表里实，津液自和，便自汗出愈；脉浮紧者，法当身疼痛，宜以汗解之。假令尺中迟者，不可发汗。何以知之然？以荣气不足，血少故也。"按照古人的思维，两尺主肾，尺脉微弱，此为里虚，临床用药不可孟浪。从六经的角度来看，里虚，能量稳态低下，正邪交争反抗虚衰，反映在脉口上则从尺到寸皆呈现无力或微细之象，如"脉微细，但欲寐"，从而表现为少阴病；若里不虚，外邪入侵，气血随即倾移于表，汗出就是太阳中风，无汗就是太阳伤寒，反映在脉口上可表现

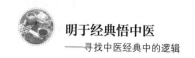
寸脉浮而有力或整体脉象浮而有力；若里偏虚，相对不足，能量稳态也相对低下，对抗外邪就表现为若即若离的感觉，反映在脉口上则呈现浮弦或弦细脉，这就是少阳病。

从西医学的角度来看，寸口作为桡动脉的一段，尺脉是近心端，寸脉是远心端。心脏作为机体循环系统的动力泵，首先是将血液通过主要动脉注入人体重要脏器，然后才进入四肢周围等远端循环。因此，古人口中的"尺脉主里"，我认为可以理解为尺脉反映的是人体主要脏器的气血状态。若尺脉充足，说明机体五脏六腑气血充盛，用药可以峻烈一些；若尺脉微弱，脏腑气血不足，这便是"里虚"，用药就要适当和缓一些。同理，寸脉在远心端，反映的是经过主要脏腑之后的远端循环或者微循环的气血状态。

通过新解寸、关、尺气血运行的原理，我们再来看外感表证脉象的实质。若只是寸脉浮（数），机体一般不会出现高热，可能只表现出肌表症状或微热，因为气血倾移于表，造成周围循环亢进使然。但若从尺到寸整体皆呈现出浮洪脉，机体则可能会出现高热的表现，因为循环系统能量代谢过旺，进而造成周围毛细血管池过度开放，全身症状便可如《伤寒论》所言："头痛发热，身疼，腰痛，骨节疼痛，恶风。"若一个人整体脉象不足，寸脉尤其不足，由此我们便可推断患者可能会出现头晕、手脚凉等症状，是远端微循环气血状态较差使然。用中医的语言表达就是气血不足，这便是《灵枢·口问》所言的"上气不足，脑为之不满，耳为之苦鸣，头为之苦倾，目为之眩"，方药可用《金匮要略》记载的《近效》术附汤"，言："治风虚头重眩，苦极，不知食味，暖肌补中，益精气。"药用白术、附子、甘草、生姜、大枣，总之以提高动力，增加微循环为主。若一个人出现头晕或者偏头痛，寸脉却呈现出浮弦脉，这种情况与上述正好相反，不是远端微循环较差，而是远端微循环过度开放使然，古人称之为"头风"，正所谓"风性开泄"。我们知道，西医治疗冠心病的主要药物为硝酸酯类，比如有很多患者服用硝酸甘油后会出现一过性的头痛、面红等，就是因为服用硝酸甘油后会增加头部血液循环，这就相当于人为地造成了"头风"。治疗这种头痛有一首小方子特别好用——李东垣《兰室秘藏》之选奇汤，言："治风热上犯，眉棱骨痛不可忍，或头目眩晕。"药用羌活、防风、黄芩、甘草，总之，以削弱动力，减少血液循环为主。

此时再回头看《素问·脉要精微论》提出的"上竟上，下竟下"经典理论，我认为上（寸脉）者主外，反映远心端的气血状态，比"上竟上者，胸喉中事也"更为恰当一些；下（尺脉）者主里，反映近心端的气血状态，比"下竟下者，少腹腰股膝胫足中事也"更为合理一些。由此来看，古人关于"尺脉亦主股膝胫足"对应人体下部的理论似乎改为"寸脉主四肢外周"更为通顺，这从上文的逻辑推理也可窥探一二。至于说，尺脉主里，若里虚，脏腑气血不足可能会引起腰膝酸软等困倦乏力的症状，这是从生理病理功能上来推断症状，而不是脉象与脏腑的直接对应关系。

通过新解寸、关、尺，也可以去伪存真。翻阅古代医书，你会发现很多奇怪的现象，比如尺脉数，寸脉迟；寸脉有力，尺脉却无力……如此这些，深入思考一下便知道逻辑是不合理的。若通过体察这样的脉象来论治疾病，我认为都是在撞运气，碰对了会觉得疗效如神，但其实是没有总结意义的。试想，气血由尺脉向寸脉推进，在脉率方面，寸脉和尺脉肯定是一致的，也不可能存在寸脉有力、尺脉却不足的现象。如果存在，那就是寸脉和尺脉周边肌肤的厚薄不同，或者血管走向是斜上方的，只是应指的感觉不同罢了。一般来说，若尺脉微弱，寸脉也会微弱，或者可能会出现浮软的感觉，因为气血越到远端越容易出现衰减。尺脉若不足，寸脉出现的浮脉一般也是不足象；若尺脉充盈，寸脉出现浮象一般是有力的。

西医学进行冠状动脉造影或者介入治疗，有相当一部分是以桡动脉为切入点。据报道，桡动脉的异形率约为30%，也就是说，桡动脉在先天组织胚胎发育时期就出现了异常现象。再结合不同的人在高矮胖瘦、肌肉发达程度以及左、右力手等方面都会有所不同，这些因素对应指感觉皆会产生影响。因此，不光从理论上脏腑与寸、关、尺三者的对应关系不能圆融，就是单纯分析每一部脉的感觉来评价相关脏腑的气血状态，也是不容易实现的。

脉理以气血为本：求同存异

中医的脉诊已经应用了几千年，离开了寸、关、尺与脏腑之间的对应

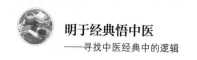
关系，就不能"平脉辨证"了吗？当然不是！《黄帝内经》与《伤寒论》基本上就不存在这种脏腑对应关系的应用。因此，谈论脉理姑且先把这种"交通规则"放一边，正所谓"智者察同，愚者察异"，脉理的"同"是什么？气血为本！

《灵枢·经脉》曰："经脉者，常不可见，其虚实也，以气口知之。"《灵枢·逆顺》曰："脉之盛衰者，所以候气血之有余不足。"脉者，气血之道路也，五脏六腑功能的运行，经脉作为联属，都需要气血作为载体。因此，通过切脉可以察觉气血的变化，进而诊测体内脏腑、经络等的运行敷布情况。《素问·脉要精微论》言："微妙在脉，不可不察，察之有纪，从阴阳始。"察的是什么？气血阴阳而已。

基于气血阴阳，下面开始我们的脉理之旅……

诊法常以平旦

《素问·脉要精微论》记载："黄帝问曰：诊法何如？岐伯对曰：诊法常以平旦，阴气未动，阳气未散，饮食未进，经脉未盛，络脉调匀，气血未乱，故乃可诊有过之脉。"古人认为诊脉的最佳时间是清晨，其标准也是从"气血未乱"的角度谈论的，只有在气血相对稳定的情况下，才能诊"有过之脉"。当然，在现代社会根本做不到清晨诊脉，那就尽量将外界对气血的干扰降到最低。我想这里面有两个因素：一者，清晨"阴气未动，阳气未散"，也就是说人体是一个阴阳之气未被干扰的状态。因此在诊脉前最好让患者静坐几分钟，非常有经验的医生，会跟患者闲聊几分钟，就是为了让患者放松下来，这样气血状态能够保持相对真实。二者，清晨"饮食未进"，人在饥饿的时候，脉搏跳动相对无力，脉体相对窄一些。进食后，脉搏跳动相对滑利，脉体相对宽泛一些。这其中，中国的饮酒文化尤其值得重视，酒为剽悍滑利之品，对脉象影响较大。另外，虽然"饮食未进"，但要考虑到西医学药品的应用，比如降压药（Ca 离子拮抗剂有对外周动脉血管扩张的作用）、阿司匹林（抗血小板凝集药物）甚至激素（可提高机体的能量代谢水平）等，都是早晨七、八点空腹口服，这些药物对脉口气血状态皆会产生一定的影响，为医者不可不察。

四时脉与五行脉

《灵枢·终始》有言："所谓平人者不病，不病者，脉口人迎应四时也，上下相应而俱往来也，六经之脉不结动也，本末之寒温之相守司也。形肉血气必相称也，是谓平人。"关于"平人"脉象，这段经文蕴含了两层信息，一者四时脉，即脉口应四时也；二者五行脉，即形肉血气必相称也。

先说四时脉，人与天地相参，春、夏、秋、冬四季寒温的变化可以影响人气机的升降出入，在脉口上就会出现相应的气血形态变化。《素问·脉要精微论》论述得非常清楚："帝曰：脉其四时动奈何？……岐伯曰：请言其与天运转大也……彼春之暖，为夏之暑，彼秋之忿，为冬之怒，四变之动脉与之上下，以春应中规，夏应中矩，秋应中衡，冬应中权……春日浮，如鱼之游在波；夏日在肤，泛泛乎万物有余；秋日下肤，蛰虫将去；冬日在骨，蛰虫周密，君子居室。"以上就是"春弦、夏洪、秋毛、冬石"的经典论说。春之暖，主生发，脉口多弦；夏之炎，主升长，脉口多滑洪；秋之忿，主肃杀，脉口多浮；冬之怒，主闭藏，脉口多沉，《脉诊三十二辨》言："脉与时违，皆名曰病。"四时脉还可延展为不同地域的脉象特点，如南方地势低，气候湿热，人体肌腠多疏弛，在脉口多呈现细软之象；北方地势高，气候干冷，人体肌腠多致密，故在脉口多呈现沉实之象，《脉诊三十二辨》亦有言："南人北脉，所禀必刚；北人南脉，所禀必柔。"

再说五行脉，《灵枢·阴阳二十五人》按照五行将人分为金、木、水、火、土"五形"之人，五种性格必然会有五种气血状态，在外表现为"五色"，这与《灵枢·终始》描述的"形肉血气必相称"是一个道理。《素问·脉要精微论》言："切脉动静而视精明，察五色，观五脏有余不足，六腑强弱，形之盛衰，以此参伍，决死生之分……夫精明五色者，气之华也。"也就是说，体察脉口气血状态的同时，还要观其"精明五色"，通过二者对比，才能更好地判断五脏六腑的盛衰情况。

不管是四时脉，还是五行脉，都是平人脉象，体现在寸口都是整体脉象，而非局部脉象。平人脉象跟性格一样，其实没有所谓的好与坏，只要"形色相得"，就会"富贵大乐"。比如木性之人，类似少阳状态，富有才华，好劳心，多忧劳于事，遇事比较谨慎，思虑相对较多，往往面色苍，体型较瘦，非心宽体胖型，其气血状态在脉口上便相应的呈现出拘紧的感觉，称之为"偏弦"。在《素问·平人气象论》有具体论述，言："春胃微弦曰平，弦多胃少曰肝病。"偏弦与弦脉不同，《内经》和《难经》在论述"有过脉象"时将其分为两种情况，一者曰太过，一者曰不及，弦脉即有过脉象，偏弦则为生理脉象。

《素问·阴阳应象大论》言："善诊者，察色按脉。"面对患者，大体观察一下患者气色情况，简单聊几句，基本就可以了解患者是什么性格，处于什么社会地位，在脉口上应该呈现什么样的气血状态。《素问·疏五过论》言："善为脉者，必以比类奇恒，从容知之，为工而不知道，此诊之不足贵，此治之三过也。"讲的就是善于把脉的医生也要了解患者的贵贱贫富、人情事理以及性情勇怯等，这对于了解患者的气血状态至关重要，否则便是治之过也。有些医者为了营造玄妙深奥的氛围，一伸手，一搭脉，相顾无言，严格意义上来说是不负责任的。邪之中人，病形如何察微？《灵枢·邪气脏腑病形》将"色脉相参"这个过程作了非常精彩的描绘，要求医者做到"明、神、工"，见其色、按其脉、问其病，做到心中明了至关重要。

附：《素问·邪气脏腑病形》精彩摘录

黄帝曰：邪之中人，其病形何如？岐伯曰：虚邪之中身也，洒淅动形。正邪之中人也，微，先见于色，不知于身，若有若无，若亡若存，有形无形，莫知其情。黄帝曰：善哉。

黄帝问于岐伯曰：余闻之，见其色，知其病，命曰明。按其脉，知其病，命曰神。问其病，知其处，命曰工。余愿闻见而知之，按而得之，问而极之，为之奈何？岐伯答曰：夫色脉与尺之相应也，如桴鼓影响之相应也，不得相失也，此亦本末根叶之出候也，故根死则叶枯矣。色脉形肉，不得相失也。故知一则为工，知二则为神，知三则神且明矣。

黄帝曰：愿卒闻之。岐伯答曰：色青者，其脉弦也；赤者，其脉钩也；黄者，其脉代也；白者，其脉毛；黑者，其脉石。见其色而不得其脉，反得其相胜之脉，则死矣；得其相生之脉，则病已矣。

黄帝问于岐伯曰：五脏之所生，变化之病形何如？岐伯答曰：先定其五色五脉之应，其病乃可别也。

黄帝曰：色脉已定，别之奈何？岐伯说：调其脉之缓、急、小、大、滑、涩，而病变定矣。

脉有"胃气"

《素问·玉机真脏论》言："脉弱以滑，是有胃气。"《灵枢·始终》云："邪气来也紧而疾，谷气来也徐而和。"谷气即胃气，"有胃气"是衡量平人脉象非常重要的标准，是寸口反映人体气血的冲和之气，若脉口气血失于冲和，便可称之为"有过之脉"，《素问·平人气象论》论之甚详："平人之常气禀于胃，胃者平人之常气也，人无胃气曰逆，逆者死。春胃微弦曰平，弦多胃少曰肝病，但弦无胃曰死……长夏胃微软弱曰平，弱多胃少曰脾病，但代无胃曰死……夏胃微钩曰平，钩多胃少曰心病，但钩无胃曰死……秋胃微毛曰平，毛多胃少曰肺病，但毛无胃曰死……冬胃微石曰平，石多胃少曰肾病，但石无胃曰死。"

脉有胃气，首先要具备不疾不徐的特征，即脉率在合理范围内且脉律规整。《素问·平人气象论》言："黄帝问曰：平人何如？岐伯对曰：人一呼脉再动，一吸脉亦再动，呼吸定息，脉五动，闰以太息，命曰平人。平人者不病也。常以不病调病人，医不病，故为病人平息以调之为法。"也就是说，正常情况一呼一吸脉搏跳动四至五次，若超过六次称为数脉，低于三次则称为迟脉。

脉有胃气，在脉象"神气"的表现上，要具备从容和缓的特征。《内经》用"脉弱以滑"形容非常贴切。脉弱，即应指中和，没有跳动无力或者鼓荡过激的表现；以滑，即悠悠扬扬，徐徐而来。林之翰在《四诊抉微》形容："凡脉缓而和匀，不浮不沉，不大不小，不疾不徐，不长不短，应手中和，意思欣欣，悠悠扬扬，难以名状者，此真胃气脉也。"在脉率的基础上，脉象若出现"失神"的问题，比如促脉（脉来数，时而一止，止无定数）属于数脉中失神的表现；结脉（脉来迟缓而止无定数）、代脉（脉来缓慢而止有定数）属于迟脉中失神的表现。临床上还有一种很常见的"失神"

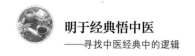

脉象,脉律多规整,但脉搏跳动强弱不等,仿佛击鼓时出现一下重、一下轻的感觉,心不在焉的状态,我称之为"恍惚脉"。人体具有很强的自我纠正差异性的能力,为什么每次心跳基本相同?西医学用"心率变异性"来衡量,即交感神经和副交感神经相互作用维持着人体的平衡使然。这实际上说的就是"脉有胃气"的问题,与五行中"土"具有厚德载物的特点是一致的。

以上三个方面,是基于气血阴阳谈论平人的正常脉象:"四时脉""五行脉"以及"脉有胃气"。《素问·平人气象论》曰:"春胃微弦……夏胃微钩……长夏胃微软弱……秋胃微毛……冬胃微石曰平。"这段文字连用五个"胃"和五个"微"字反复强调了"平人气象"在脉口呈现出的气血状态:一者有胃气;二者微微变化,这种变化不可无,也不可过于显著。以有过之弦脉为例,《脉经》论述曰:"举之无有,按之如弓弦状。"因此,正常人"脉偏弦"的状态是:①脉率、脉律规整,一呼一吸四到五至;②脉体相对较长,脉管相对拘紧一些,但不到如按弓弦的程度;③脉力柔和,气血徐徐而来。

望脉象而兴叹?非也!

王叔和在《脉经》序中言:"脉理精微,其体难辨……在心易了,指下难明。"可见,学好脉的前提要明理在先,然后方可准确地体察脉象,进而才能做到"以脉随法"。俗话说"理想很丰满,现实却很骨感",对于各种脉象的文字描述较易理解,但真正用手指去体察脉象时,则往往陷于臆测或玄惑之中。于是,自古就有将摸脉搞得玄之又玄的论调,比如在学脉之前要像武侠小说中苦练基本功一样,每天清晨用手指体会湖面荡漾的波纹,用以训练手指的敏感性。如此这般,摸脉不仅会让人存有"心中了了,指下难明"的困惑,甚至不免心生"只可意会,不可言传"的玄奥神秘。然诸脉名称又是变幻纷纭,《脉经》论述了二十四种脉象,李时珍《濒湖脉学》应该是自《脉经》之后流传最广的脉学书籍了,将其扩展为二十七种脉象。后世论脉者日渐繁杂,多至一百余种,甚至上千种脉象。由于对寸口设定了越来越精细的定位，使脉学越来越复杂，我想这与《中庸》中"道不远人，人之为道而远人，不可以为道"的精神是相悖的。

《脉经》中虽然只有二十四种脉象，王叔和却在序中感叹道："弦紧浮芤，展转相类。在心易了，指下难明。谓沉为伏，则方治永乖，以缓为迟，则危殆立至。"不同的脉象互相比较，有许多类似脉，比如弦脉与紧脉、浮脉与芤脉、沉脉与伏脉、缓脉与沉脉等，这些相类脉象先师王叔和都感叹"指下难明"，更何况后人？《脉经》又言："滑脉，往来前却流利，展转替替然，与数相似。一曰浮中如有力。"试想，滑脉本指气血的流畅度而言，最后再单独列举出浮而有力的脉象，不免让人摸不着头脑；再如"弦脉，举之无有，按之如弓弦状。一曰如张弓弦，按之不移。又曰浮紧为弦"。如按琴弦，为应指的紧张度，刚开始言"举之无有"，最后又言"浮紧亦为弦"，不免矛盾重重……另外，古代医者大多文采飞扬，喜欢将脉象类比，《濒湖脉学》更是将二十七脉编成"体状诗"和"主病诗"。如此这样，每次摸脉的过程特别容易把自己绕晕，手指在用尽全力体会感觉，脑海还在往"体状诗"上去靠，总是在对号入座。我观察还有的师弟恨不能在病人床旁守着，一摸脉摸半小时之久，时时刻刻在体察脉搏的变化。从心理学的角度来说，只有在最放松的状态下，体察到的信息才最客观，有学者用"偷脉"来描述这种状态，反而手指越是用力体会感觉，体察的状态越容易主观。因此，最后有可能"如盘走珠"的感觉没体会到，倒是把"心中了了，指下难明"体会得真真切切，把自己学得稀里糊涂，搞不明白指下到底是什么脉象，更不用说脉理求真，甚至以脉随法了。因此，摸脉一定要把脉理吃透，找到规律后根本不用去记所谓的概念，就跟学功夫、练跳舞一样，只有做到无招胜有招、即兴表演（Freestyle），才是真学会了，否则背再多的体状诗也没有用。

脉象四要素

脉象是一个综合感觉，细想一下，脉象即使再繁杂，总结提取信息无非来自三个方面：①脉管平滑肌的舒扩与弹缩；②脉管内的气血涌动；③脉管周边的肌肤束缚。其中，第三方面只是起到辅助诊断的作用（下文

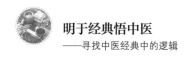

有论述），而前两方面则是脉象信息最主要的部分。比如，发热引起脉管内气血翻滚，脉率一定变快，脉管若呈现舒张的状态，综合起来就是阳明病的洪脉；脉管若是绷紧的状态，综合起来就是太阳病的浮紧脉。再如，我经常以少阳气血状态举例，脉管呈现的具象是相对紧绷的感觉，这就是弦脉，若脉管内气血处于相对不足的状态，综合起来便可以描述为弦细脉甚至弦涩脉。还有，很多高血压患者常伴有"灯笼热"的症状，即外紧内热，外部肌肉拘紧不张，从而在脉管平滑肌上亦呈现出弦紧之象；内里却烦热不耐，故脉管内气血呈现相对滑利之性，综合起来便是典型的弦滑脉，从而提示患者整体的气血状态为郁热之象。

人体是一个整体，中医摸脉的目的就是为了把握机体整个的气血状态，着重分析"脉管平滑肌的舒缩状态"与"脉管内的气血盛衰"，将二者综合起来基本就是脉象。因此，脉象大体包括四个要素：脉位、脉率、脉管弹性以及气血状态。其中，前三个要素相对单一，将这些单一因素对应的那几个脉象理顺，再结合脉管内的气血变化，这样对脉象进行分析便会很容易了解机体整个的气血状态。

要素一：脉位（浮、沉、伏）

脉搏在"往来"的过程中搏动最强的位置，称之为脉位。我们经常说摸脉要取浮、中、沉三部，并不是手指机械地按到这三个位置，而是体察应指最强的点是在浮位、中位还是沉位。《脉经》论述浮脉时言"浮脉，举之有余，按之不足"，说的就是应指最强的点在浮位，向中位、沉位继续按时力量有所减弱。同理，"沉脉，重手按至筋骨乃得"，应指最强的点便是在沉位。关于手指应该按多大力度，《难经》有"三菽、六菽、九菽、十二菽"之说（《春秋》有"大豆曰菽"之说），我认为不必强求。每个人脂肪厚度不同，脉搏起伏亦不同，根据具体情况从寸口肌肤到骨面的距离大体分为三层即可。仅从脉位而言，临床上单纯的浮脉非常少见，大部分都是偏浮，也就是最强的点是中取偏上的位置，而不是在浮位，这其中也包括外感的脉象。如此来分析，浮脉、沉脉、伏脉（《脉经》"极重指按之，着骨乃得"）的应指感觉就非常清楚了。再结合气血状态，顾名思义，浮位代表气血向外张，实则升腾于外，虚则浮越于外；沉位代表气血向内沉，实则闭郁于内，虚则衰微内潜。

要素二：脉率（数、迟）

数脉、迟脉，顾名思义，根据脉搏跳动的快慢，一目了然。

数脉，《脉经》言"一息六至"；《素问》曰"脉流薄疾"。一者，数而有力，即"春风得意马蹄疾"或"飞流直下三千尺"的酣畅淋漓，也就是实性亢奋的状态，这种情况往往只是一时痛快，正气奋力抗邪或者通过"热者寒之"的治疗，邪气大多便没了脾气，很快转为"疾风已过满地香"的静寂。数而有力的情况一般多见于外感热证，高能量代谢状态不会维持很久，病程多短暂，若久而不愈，一定会向低能量稳态转归；二者，数而无力，即"拔剑四顾心茫然"的局促不安，也就是虚性亢奋的状态，临床中摸到的数脉大多是这种情况，李时珍称之为"阴微阳盛"。

迟脉，《脉经》言："一息三至，去来极慢。"摸到迟脉，就有一种"泽国龙蛇冻不伸，南山瘦柏消残翠"的了无生气。因此，迟脉多主动力不足，有力为冷积，无力为虚寒。

要素三：脉管弹性（弦、紧、软）

脉管是平滑肌，年轻人脉管弹性好，回弹力高；老年人或者长年高血压、动脉硬化的病人，脉管回弹力差，也就造成了脉管对气血往来的缓冲力不足。与脉管弹性密切相关的脉象有：弦脉、紧脉、软脉。

弦脉，《素问》言"端直以长"；《脉经》言"如张弓弦"。

紧脉，《素问》言"来往有力，左右弹人手"；《伤寒论》言"如转索无常"；《脉经》言"数如切绳"。

弦脉、紧脉，王叔和将其归为相类脉象，二者都是针对脉管平滑肌的紧张度而言。什么是拘紧的感觉呢？所有的脉象都是动态的，经典描述的"如张弓弦""如转索无常"一定不要静态地理解，拉弓时给一个向外的力，但总有个向内收的力量，这就是拘紧的感觉。若将拘紧之感对应到人体脉管上，脉在"来"的过程中气血涌动，脉管随之舒扩，但此时脉管扩张不良，始终有种打不开的感觉，这就造成了脉管平滑肌呈现出紧绷的状态。我想，我们都有这样的生活经历，在寒风凛冽中伫立一段时间冻得瑟瑟发

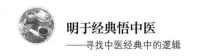

抖，等回到有暖气的屋子里待一会儿暖和过来，这时候耳根也会出现发热的现象。在瑟瑟发抖之时，若摸脉便可以呈现出比较典型的弦脉，因为脉管平滑肌为了减少热量散发一定会呈现拘紧象。当回屋暖和过来时，这时再摸脉就没有拘紧的感觉了，而是变成滑脉了，因为周围血管的平滑肌由收缩变为舒张状态使然。

对于弦、紧脉，脉管呈现拘紧之象便是弦脉，拘紧程度高就是紧脉。那么，紧脉与弦脉这个拘紧的程度怎么去鉴别？好像"如按琴弦"与"如按转索"也没办法量化。其实，弦脉、紧脉的应指感觉将脉理搞清楚之后很容易体会。试想，脉管内气血鼓荡，若脉管弹性好，不拘紧，则能做到最大程度的扩张，好比太极拳以柔克刚能起到"卸力"的效果。若脉管绷紧的程度高，"如转索无常"，弹性缓冲力差，夸张一点说，气血的冲击力量好比通过固体直接传导出来，应指就会特别明显，便有"弹手"的感觉，故《素问》有言："来往有力，左右弹人手。"因此，紧脉与弦脉的最大区别就是能否感觉到脉管弹手，只要摸到脉管内气血冲撞力弹手就是紧脉；感觉不到脉管弹手，只有脉管拘紧感便是弦脉。有时候脉管拘紧度比弦脉结实，但还不到弹手的程度，语言描述也可以表达为弦紧脉。

前文探讨的脉象提取信息第三方面"脉管周边的肌肤状态"，在摸弦、紧脉时可以起到辅助诊断的意义。试想，弦脉从脉理文献记载上来看，主水饮、寒邪、情绪紧张等，这些因素都会造成肌肉出现拘紧状态。《素问·邪气脏腑病形》言："脉急者，尺之皮肤亦急；脉缓者，尺之肤亦缓。"当脉管平滑肌紧张而呈现出典型弦、紧脉时，脉管周边的肌肉一般也会随之呈现紧张状态。好比紧张工作的人，常常会咬紧牙关，等忙碌期过去彻底放松下来时，便会感觉周身乏力甚至疼痛，就是因为周身肌肉过度紧张劳损的缘故。因此，尺肤的切诊对弦、紧脉象的辅助诊断具有一定的意义。很多医师包括我在内，有时候摸脉后会非常笃定地确认患者有颈项板硬之感，是不是感觉特别神奇？其实，道理非常简单，这也是一个"工"或"巧"的经验，也许脉口的"寸上"脉象能够反映出来，但有时根本不需要摸脉，直接观察患者大鱼际周边肌肉的状态即可。若肌肉特别僵硬，甚至出现拘紧的凹陷感，基本就可以推断出患者颈肩部的肌肉拘紧不舒。当然，这些都是小伎俩或者小聪明，掌握之后也许可以暂时赢得患者对你的信任，但一定不能借故而去增加中医的神秘感，我想中医的口碑最终一定是建立在疗效上面。

软脉，与弦脉、紧脉正好相反，脉管平滑肌舒张度高，软塌塌的，没有紧张感。软脉是气虚病理状态所有呈现脉象的基石，如下文论述的虚脉、弱脉、大脉等都是以脉管舒软为基础。

要素四：气血状态

"气血状态"这一层信息看似复杂，其实无非就两个因素，一者为血，一者为气。脉管内流动的有形物质称为血，无形的能量称为气。正所谓"血能载气，气能行血"，感觉气、血混在一起，傻傻分不清，其实不是的。那么，摸脉的过程何时候气？何时候血？

寸口的气血方向一定是由尺向寸：心脏收缩发挥"泵"的功能，血液便由尺向寸涌动，脉管平滑肌舒张扩充，这个过程古人称之为"来"，主要是气推动血前进，此时摸脉主要候"气"，即体察血液对脉管的冲击力度。心脏舒张期，脉管扩张到最大限度，将血液的冲击力完全"泄"掉了，脉管平滑肌收缩回弹，继续推动血液前行，这个过程古人称之为"去"，主要是血载气前进，此时摸脉主要候"血"，即体察血液的充盈度。脉搏内的气血徐徐而来，往来不断，离不开二者的相互配合。在适当范围内，气与血具有自主调节功能，气少，血随之减少；血少，气也会随之减少。好比西医的血气检查，这里并不是说中医的"气血"与西医的"血气"具有相关性，而是说中医气血的稳态，好比血气检查中酸碱平衡的稳态，即使出现异常，一般情况下仍可处于代偿期，但气血若出现剧烈变化，就会失代偿，从而出现气血不相协调的脉象。

滑、涩

《素问·玉机真脏论》言："脉弱以滑，是有胃气。"因此，正常人的脉象是偏滑的，不盛不虚，和缓有力，但滑脉却是有过之脉。

滑脉，气血有余之象。《脉经》言："滑脉，往来前却，流利辗转，替替然如珠之应指。"李时珍解释道："滑为阴气有余，故脉来流利如水。脉者，血之府也，血盛则脉滑。"因此，滑脉的概念是偏"血盛而气不虚"的状态，应指的感觉是在"去"的过程呈现悠长的状态，也就是脉管回缩时

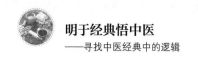

感觉气血饱满，这就是"如盘走珠"之象。反之，"气盛血不虚"会不会出现滑脉？当然可以。因此，《素问·邪气脏腑病形》言"滑者阳气盛，微有热"，实际上是一种偏洪脉的状态。

涩脉，气血皆衰，但有偏盛，与滑脉正好相对。《脉经》言："涩脉，细而迟，往来难，短且散，或一止复来。"李时珍解释道"涩为阳气有余，气盛则血少，故脉来蹇滞"，非常有道理。何为"蹇滞"？王禹偁在《还扬州许书记家集》有诗云："君不见近代诗家流，胡为蹇滞多穷愁。"蹇滞，不顺遂也，这就好比慌张步态，向前闯的劲大，但脚步跟不上，于是就老摔跟头，这就是蹇滞的感觉。气偏盛，在心脏收缩期应指相对有力，故"来"者偏大；血少，在舒张期应指力度骤减，故"去"者甚速，这就是李时珍"气盛则血少，故脉来蹇滞"的内涵。张仲景在《金匮要略》论述瘀血时言"脉微大来迟"，说的就是气偏盛而血少的状态：姗姗而来，却拂袖而去。反之，若"血偏盛气不足"会不会出现涩脉？当然可以。因此，《素问·邪气脏腑病形》言："涩者多血、少气，微有寒。"另外，气郁比较厉害的状态亦属于"多血、少气"的状态，也可表现为涩脉。总之，涩脉的气血状态，属于一方跟不上另一方的步伐，蹇滞不顺遂也。在实际操作过程中，怎么能较容易辨别涩脉呢？正常的脉象，气血都是由尺部向寸部流通。压住尺脉，然后慢慢松开，滑脉的感觉是气血很快从尺部向寸部充盈过去，呈现在脉口上为往来流利，而涩脉则表现为从尺部至寸部较正常时间略有延长，蹇滞不畅。

洪、缓、濡

三者的脉管弹性皆表现为软象，洪脉呈现出软而有力，后两者则表现为软而无力。

洪脉，气血翻涌之象。故《脉经》言"指下极大"；《素问》言"来盛去衰"；《通真子》言"来大去长"。我认为上述经典中的"大"非大脉之意，而是"盛"，故脉在"来"的过程力量充足，脉管软而有弹性，很好地承载气血翻滚的蛮力；在"去"的过程血液充盛，表现为去者悠悠。比较经典的病理状态为阳明热盛，脉口表现的便是洪脉。这种脉象停留时间也是比较短暂的，要么正胜热退，要么久则生变，耗伤气阴，向真正的大脉转化。

缓脉，与洪脉比较，则表现为一派气血慵懒之象。《濒湖脉学》言"缓脉，浮大而软"，脉管应指多"疲软无力"，正如滑伯仁言："如微风轻飔柳梢。"《脉经》曰："缓脉，去来小快于迟。"王叔和在序里也表达了缓脉与迟脉是相类脉，很容易将其混淆。从脉率单方面来看，缓脉介于数脉与迟脉之间。若仅谈脉率，我认为会将缓脉气血状态的精髓忽略掉。我们形容一个人奋发图强的精神状态，常常引用臧克家的经典名言"不用扬鞭自奋蹄"来形容，缓脉却是那种即使用鞭子抽却怎么也不着急的动物，让我想起了《疯狂动物城》里的树懒，疲疲软软的状态。根据慵懒的程度，甚者则可以描述为"缓弱"。了解缓脉疲软的气血状态之后，即使缓脉应指和缓，也不会轻易将其误认为是正常人"脉弱以滑"的脉象。平人脉象中的"脉弱"，可以理解为低调，而不是慵懒；"以滑"，可以理解为有神，关键时刻能够快速启动应激机制，根本不需要扬鞭，随时可以"春风得意马蹄疾，一日看尽长安花"。因此，缓脉多主脾虚黏腻之象。《素问·邪气脏腑病形》言"诸急者多寒；缓者多热"，这种热多为脾虚湿热的黏滞状态。

濡脉，一种与浮脉结合的脉象。《脉经》言"濡脉，极软而浮细"；李时珍言"浮而柔细方为濡"。濡脉，即浮软脉，脉位偏浮，但是脉管无力，拘紧感差。明白了浮脉与缓脉，其实濡脉就非常好理解，《濒湖脉学》总结为："濡主血虚之病，又为伤湿。"

细、弱、大（虚）、小（微）、芤、革、散

这几个脉象，总体而言气血衰少。

细脉，《脉经》曰"细为血少气衰"，其脉象为"小于微而常有，细直而软，若丝线之应指"。当应指感觉为一条直线的时候，脉管是有边界感的。因此，脉管多呈微微拘紧之象，也就是"微弦"的状态，此时血津亏虚一般不严重，因此，古人描述脉象时常用"弦细"来表示。若血津亏虚较明显，血少，气也会随之减少，脉管就会有偏软的表现，《脉经》描述为"细直而软"，以细为主，软为辅。血虚尚在代偿期，表明虽然阴血受损但仍有足够的能力收敛阳气，脉象多呈现为细脉。若失代偿，阴血失去了收敛阳气的作用，脉体就变成大脉或浮大脉了，《素问·脉要精微论》所言"大则病进"正是此意。

弱脉，若以细脉为参照物，弱脉与其正好相反，以气不足为主导，但尚处于代偿期。《脉经》言："弱脉，极软而沉细，按之乃得，举手无有。"

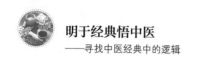

气不足为主，脉管则软而无力，气少，血也会随之减少，脉管就会有偏细的表现，故"极软而沉细"。

大脉（虚脉），则为进一步发展的气血亏虚状态，慢慢开始转为失代偿期，正所谓"大则病进"。《脉经》言"迟大而软，按之无力，隐指豁豁然空"；崔子虚云"形大力薄，其虚可知"。力量不足，脉管疲软；阴津不足，不能敛阳，形大豁空。同理，芤脉、革脉、散脉都是这一类的脉象。《脉经》言"芤脉，浮大而软，按之中央空，两边实"；"革脉，弦而芤，如按鼓皮。仲景曰弦则为寒，芤则为虚，虚寒相抟，此名为革。男子亡血失精，妇人则半产漏下"；"散脉，大而散，至数不齐，涣散不收，如杨花散漫之象"。

小脉（微脉），《脉经》言："微脉，极细而软，按之如欲绝，若有若无。《素问》谓之小，气血微而脉微。"我们平常摸的气血不足的脉象，一般都是以细脉或弱脉为主，也有一些大脉（虚脉）的脉象，但真正到"按之欲绝、若有若无"之时，大多是休克的厥证。故仲景曰："脉瞥瞥如羹上肥者，阳气微；萦萦如蚕丝细者，阴气衰；长病得之死，卒病得之生。"

综上，《素问·邪气脏腑病形》将这一组虚衰的脉象总结为："大者多气少血；小者血气皆少。"

急、动（如豆）、促、结、代

急脉，气血出现剧烈变化所做出的急速反应。从西医学来看，出现急脉的时候往往人体会启动对突发状况的应激反应。因此，急脉多主卒病。《金匮要略》有言："夫病痼疾，加以卒病，当先治其卒病，后乃治其痼疾也。"怎么来识别这个卒病？经典记载了很多类似的情况。《金匮要略》言："脉数而滑者实也，此有宿食，下之愈，宜大承气汤"；"脉紧如转索无常者，有宿食也"；"其脉数而紧乃弦，状如弓弦，按之不移。脉数弦者，当下其寒"……"宿食""中寒"等这些突发疾病都会暂时出现急脉的表现。《素问·邪气脏腑病形》言："诸急者多寒；缓者多热。"因此，临床出现急脉时，大多弦急者多见。急脉一般是暂时出现，正胜邪，则邪退人安，脉口多归于平静；若正邪交争日久，则卒病变痼疾，"弦急"就容易向"虚数"转变。好比敌人入侵，刚开始大家群情愤慨，这便是急脉的表现。若将敌人驱逐出去了，便重新回到安宁的生活；若被敌人占领，剩下的便是无力的呐喊和焦躁不安的心境，这便是虚数脉。

动脉，临床可能常常会忽略，却是很常见的脉象，我一般将其描述为"关上如豆状"。《脉经》言："动脉见于关上，无头尾，大如豆，厥厥然动摇。《伤寒论》云：阴阳相搏名曰动。阳动则汗出，阴动则发热，形冷恶寒，此三焦伤也。数脉见于关上，上下无头尾，如豆大，厥厥动摇者，名曰动。"试想，一个平直流水的管子会突然间鼓出一个包吗？不会！除非脉管像劣质篮球那样局部管壁变薄，极少数桡动脉瘤的患者便是这样，但这种情况非常少见，即使见到也不是"动脉"。什么情况呈现"动脉"呢？患者一般碗后高骨特别明显，寸、关、尺三者的走向呈一个向中间略鼓的弧度，而且应指感觉多呈现弦象或者紧象。一方面弦紧的脉管有向内的束缚力，另一方面气血鼓荡有向外的力，这样在关部上下便存在一个相对聚合的力，就是"无头尾，大如豆"的状态。动脉，在经典中特指的部位仅为关上，可以引申为"但见一证便是"，仲景在《伤寒论·辨脉法》中称"此为三焦伤也"，参照叶天士《温热论》"再论气病有不传血分，而邪留三焦，犹之伤寒中少阳病也。彼则和解表里之半；此则分消上下之势。随证变法：如近时杏、朴、苓等类；或如温胆汤之走泄。"每见到关上弦如豆状，我主张用柴胡剂或黄连温胆汤主之，一般来说，屡试不爽。

促脉，《脉经》言："脉来数，时而一止，止无定数。"结脉，《脉经》言："脉来迟缓而止无定数。"二者都是止无定数，没有规律。试想，脉搏"来"的时候，突然很快又"来"了，或者好长时间也不"来"，也就是说气血配合不默契，经典称之为"乍数乍疏"。好比一个人跑着跑着或者走着走着，不知道什么时候就被绊一下脚。促主阳盛之病，结主阴盛之病，二者一阳一阴，皆因气血凝滞，正如《濒湖脉学》言："促、结之因，皆有气、血、痰、饮、食五者之别。"

代脉，在脉来迟缓的基础上，同时出现有规律的间歇，《脉经》言："脉来缓慢而止有定数。"其病理机制为"脏不受气"，多主脏器衰竭。《灵枢·根结》言："一日一夜五十营，以营五脏之精，不应数者，名曰狂生。所谓五十营者，五脏皆受气，持其脉口，数其至也。五十动而不一代者，五脏皆受气。四十动一代者，一脏无气。三十动一代者，二脏无气。二十

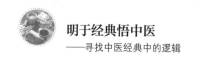
动一代者，三脏无气。十动一代者，四脏无气。不满十动一代者，五脏无气。予之短期，要在终始。所谓五十动而不一代者，以为常也。以知五脏之期，予之短期者，乍数乍疏也。"

以脉随法：脉势与药势

通过分析脉象四要素，很容易将《脉经》二十四种脉象的气血状态了然于胸。其实，将脉理搞清楚后，二十四种脉象还可以再进一步浓缩，那就是《黄帝内经》反复论说的十种脉象："浮、沉""大、小""缓、急""滑、涩""弦（紧）、软"，而《伤寒论·辨脉法》和《脉经》又将这十种脉象根据阴阳属性进一步归类，言："脉有阴阳者，何谓也？凡脉大、浮、数、动、滑，此名阳也；脉沉、涩、弱、弦、微，此名阴也，凡阴病见阳脉者生，阳病见阴脉者死。"

经典中的智慧都是大智慧，大智慧一定简易明了。因此，读经典一定要往简单里读，若越读越复杂，方向一定反了。通过相对复杂的脉象提取到的信息无非两个字——气血，而通过气血状态了解的信息可以进一步浓缩成一个非常重要的概念——脉势。

脉势，顾名思义，即气血状态具备向量属性的势，在寸口上能够反映机体的气血之偏，进一步便可折射出机体阴阳气血的病理状态。《素问·脉要精微论》言之甚详，曰："夫脉者血之府也。长则气治，短则气病，数则烦心，大则病进。上盛则气急、下盛则气胀、代则气衰、细则气少、涩则心痛。浑浑革至如涌泉，病进而色弊；绵绵其去如弦绝死。"脉势是动态变化的，如果一个患者寸口脉慢慢变得浮大虚数，说明邪气未退或者病情加重，即"脉大则病进"；反之，寸口脉慢慢变得柔顺和缓，说明邪气在减退或者病情向愈，人体的正气在逐渐恢复，即"脉小则病退"，亦如《脉经·诊病将瘥难已脉》言："假令病患欲瘥，脉而知愈，何以别之？师曰：寸、关、尺大小迟疾浮沉同等，虽有寒热不解者，此脉阴阳为平复，当自愈。"

同理，中药的四气五味杂合在一张处方里，药性的化合决定了方药的升降浮沉。因此，方药也具备了向量属性的势，我称之为"药势"（详见后文《本草性味疗疾浅说》）。脉势反映的是气血之偏的病理状态，而中药的治病公理是"以偏纠偏"，由此推之，脉势与药势一定是相反的。这种通过脉理决定方药性味的理法逻辑思维，一言以蔽之：以脉随法。

以《医学衷中参西录》为例，体会一下"以脉随法"的思维模式。

（1）"升陷汤，治胸中大气下陷，气短不足以息……其脉象沉迟微弱，关前尤甚。"

其脉象体会是软弱无力，脉势为气血不足之象，药势必然要提高动力为主。提高动力主要有两法，一者药用辛温；二者药用甘温。此脉为不足之象，流动不可过快，必然药用甘温。甘温药有两种，一种气厚，一种味厚。味厚者流动能力差，如肉苁蓉、熟地黄、黄精等皆是甘温味厚之品，主益精气；气厚者流动性较强，又能补其不足，黄芪为气厚甘温之品中无出其右者。因此，通过分析"脉象沉迟微弱"，得出气厚甘温之品为最佳选择，这种思维分析方法就是"以脉随法"。理顺了这种思维，再反观《医学衷中参西录》，书中对于脉象的描述尤为精彩，诸如"脉左右皆微弱""关前微弱""两寸微弱""微弱异常""左寸关皆不见""脉细如丝""左脉沉细欲无"等，这些脉象对于气血状态的把握至关重要。通过脉理分析，张锡纯认为此气血不足之象与"宗气"密切相关，遂提出了"大气下陷"理论，创立升陷汤主之，以气厚甘温的黄芪为君，言"黄芪既善补气，又善升气……破气药毫不可再用"，整个方剂的药势走向为甘温补益。同理，观《金匮要略》中治疗血痹的黄芪桂枝五物汤，其脉象特点同样为"阴阳俱微"，整个方剂的药势走向亦为甘温补益，是不是有异曲同工之妙？

我们经常会说"表虚，药用黄芪"，那怎么来评判机体处于表虚的病理状态？乏力？自汗？很多湿热、湿温的病人也特别容易乏力、自汗，因此不能根据乏力的主诉就想当然地认为患者气虚，从而选用黄芪、党参甘温补益，这也是吴又可在《瘟疫论》中反复强调"误认怯证，日进参芪，愈壅愈固，不死不休"的原因。我认为，症状是客观的病理现象，而造成现象的气血状态才是核心，因此，据症开药必然会存在一个符合率的问题。

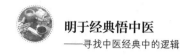

表虚，为肌腠开泄不致密的病理状态，肌肉处于舒张状态，脉管同样是肌肉，故"脉管软弱无力"是非常重要的一个特点。基于此，呈现浮紧脉的状态一定不能用黄芪，呈现弦脉也要慎用黄芪。有医者在看病的过程中一搭脉便脱口而出"此为黄芪脉"，我认为其根据就是脉势特点。气血虚弱推动无力，故脉管呈现软而无力之象，当用气厚甘温之品，黄芪最为合拍。古代以黄芪为君的经典名方有黄芪桂枝五物汤、防己黄芪汤、玉屏风散、黄芪赤风汤、补中益气汤、黄芪建中汤、升陷汤、补阳还五汤、复元活血汤等，可以说前人已经将其应用得非常细化了。这些方剂药势走向有缓有急，碰到软弱无力的脉象，四诊合参，直接"拿来主义"即可，往往效如桴鼓。

在内蒙古扶贫期间，有一例乳腺炎的患者让我印象深刻，在当地人民医院行手术切开引流，术后留置引流管，同时进行抗感染治疗。临近年关前来就诊时，抗生素已经应用了近一个月，查看患乳较健侧大近一倍，皮温仍高（《金匮要略》"以手掩肿上，热者为有脓"），引流导管每日仍有少许脓液引出，切口一直不愈合，患者痛苦异常。察其舌，舌质淡胖，苔薄白，摸其脉，呈现非常典型的软而无力的脉象。以脉随法，当重用黄芪气厚甘温之品，方中可酌加活血通络清热之品，于是选用补阳还五汤原方加蒲公英 30 克，其中生黄芪重用 60 克，嘱其停用抗生素，只服中药即可。由于是年前最后一次门诊，遂给患者留了一个方子，嘱其服药后若病势缓解，可以再进 7 剂。年后门诊我一直惦记着这个患者，怎么一直不来复诊，没有效果？一晃两个月过去了，该患者陪母亲前来就诊时反馈了当时用药情况，药后两三天留置引流管基本就不流脓了，第四天去医院复查时给予拔管处理，7 剂后切口基本就愈合了，患者因为过年图喜庆也没有再服中药，病情亦未反复。

（2）"镇肝熄风汤，治内中风证（亦名类中风，即西人所谓脑充血证），其脉弦长有力（即西医所谓血压过高），或上盛下虚，头目时常眩晕。"

其脉象体会是"弦长有力"或"上盛下虚"，脉势为气血上冲之象，俗语可形容为"冲昏了头脑"，药势必然要以缓冲沉降为主，俗语可对应为"泼一盆冷水"。缓冲沉降主要有两法，一者苦寒直折；二者甘凉咸寒（《临证指南医案》言："凡肝阳有余，必须介类以潜之，柔静以摄之，味取酸收，或佐咸降，务清其营络之热，则升者伏矣"）。此脉为上盛下虚，脉势虽为上冲，但实为不足之象，不可苦寒直折。因此，以脉随法，药当用甘凉为君，取味厚以滋水涵木，药用玄参、天冬、龟板、牛膝；佐用咸寒介类以潜之，药用龙骨、牡蛎、代赭石咸降。再反观张锡纯之理法，书中同样对脉有精彩的描述，"言脉象洪实，已成痫症，仿王氏补阳还五汤，有黄芪八钱，服药之后，须臾昏厥不醒矣……误服黄芪，竟至如此，可不慎载""脉弦长有力""脉弦硬而长，左部尤甚"，等等。通过脉理分析，张锡纯认为此病机为《素问·调经论》所言"血之与气，并走于上，则为大厥，厥则暴死，气反则生，气不反则死"，遂创立镇肝熄风汤主之，其思维分析方法也是"以脉随法"。

经言："寒者热之，热者寒之。"以脉随法，即以"脉势之偏"来定"药势之偏"，从而达到以偏纠偏的目的。大抵原则如下：脉浮大有力，药用辛凉，如"太阴之为病，脉不缓不紧而动数，或两寸独大……辛凉平剂……辛凉轻剂……脉浮洪……辛凉重剂。"脉浮紧有力，则药用辛温，如"太阳病，脉浮紧……麻黄汤主之……大青龙汤主之。"脉强而有力，苦寒直折，如龙胆泻肝汤；脉大而中空，则甘温或甘凉之剂缓之，如"汗多脉散大，喘喝欲脱者，生脉散主之。"脉呈弦象类，则用辛苦之法，方用柴胡剂、泻心汤或温胆汤之走泄等。

独处藏奸与脉证从舍

《素问·三部九候论》言："帝曰：何以知病之所在？岐伯曰：察九候独小者病，独大者病，独疾者病，独迟者病，独热者病，独寒者病，独陷下者病。"《景岳全书》阐释曰："诸部无恙，惟此稍乖，乖处藏奸，此其独也。"至此，张景岳进一步明确了"独处藏奸"的概念。

很多学者将脉象分析与西医学的疾病名称进行对应，如诊断高血压、糖尿病、胆结石、肿瘤等，甚至性格都可以通过摸脉说个八九不离十，这

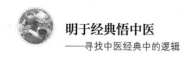
些脉学的派别可以统称为"现代脉学"。关于传统脉与现代脉的区别，我非常赞同一个说法：如果将脉管比作一条河道的话，现代脉的注重点是体察河里翻滚的沙子，而传统脉的注重点则是体察河水的潮汐涨落，专注于脉口的气血状态。现代脉法的应用原理不管是参照血流动力学还是肌肤的紧张度等，其理论的源头我认为皆是"独处藏奸"。

《脉经》是谈论脉学的经典著作，却表达了在摸脉的同时，还要注重四诊合参，言："审察表里，三焦别分，知邪所舍，消息诊看，料度脏腑。"《景岳全书》则进一步明确了脉有真假，要注意"脉证从舍"，曰："凡诊病之法，固莫妙于脉，然有脉病相符者，有脉病相左者，此中大有玄理，故凡值疑似难明处，必须用四诊之法，详问其病由，兼辨声色，但于本末、先后、中正之以理，斯得其真。若不察此，而但谓一脉可凭，信手乱治，亦岂知脉证最多真假，见有不确，安能无误，且常诊者知之犹易，初诊者决之甚难，此四诊之所以不可忽也。陶节庵亦曰，问病以知其外，察脉以知其内，全在活法二字，乃临证切脉之要诀也。"可见，"脉证从舍"的问题自古有之，但从理论上来说，人体气血阴阳的盛衰与邪正对立的情况都会相应地在寸口脉象上有所反映。因此，不少学者认为"脉证从舍"的问题本身就是一个伪命题，我认为这需要从脉理上分析。

一种情况，所谓的"伪命题"其实是一种文字游戏。比如，有一类患者寸口脉象呈现出沉而无力或似有似无，甚至呈现典型的伏脉，但患者本身并没有身体虚弱的症状，甚至两眼炯炯有神，坐立不安想要打人毁物。经过脉证合参，能够推理得出患者为气郁实象，治疗当"火郁发之"，经过开郁顺气治疗后，脉体很快较以往变得宽大和缓。虽然表面上看起来脉证不符，实际上从脉理上分析逻辑完全讲得通。其他再如"大实有羸状"或"至虚有盛候"等，其实都是一种文字游戏，从这个角度而言，伪命题是可以成立的。

另外一种情况，便是真正的"脉证从舍"问题，即应指的主观感受局限性使然。仍以前文谈论的脉管差异性问题举例，如寸脉浮紧有力，尺脉却非常弱，这从逻辑上分析完全说不通。气血由尺向寸涌动，尺脉非常弱，寸脉却浮紧有力，一定是尺脉与寸脉周边肌肤的厚薄不同，从而出现应指的感觉异常。经过脉理分析，这时候就要从证舍脉，放心大胆地应用辛温之剂即可。假若尺脉弱，寸脉也呈现浮弱之象，这时候才要慎用汗法，避免犯虚虚实实之戒。

因此，包括诊脉在内的所有诊断方法，在临床上都不可避免地会受到各种因素的干扰，尤其是医者的主观因素。任何一种单诊结论，非常容易造成结论与实际情况出现偏差，神化脉诊或者其他任何一种诊法，都是不可取的。基于此，中医历来强调"四诊合参"是非常合理的。

血瘀脉证并治

——张仲景"辨病脉证并治"思维

现如今中医院的病房里，活血化瘀注射剂琳琅满目，丹参制剂、三七制剂、川芎制剂、红花制剂……基本上，西医诊断为冠心病、脑梗死或动脉硬化等，医嘱就可以对应执行，有是病，用是药。从西医学的角度来分析，应用活血化瘀注射剂是为了扩张局部管腔狭窄，从而改善冠脉或脑血管的血液循环，但扩张血管，改善血液循环与传统中医认为的活血化瘀是一回事吗？临床上一边使用活血化瘀注射剂，另一边口服血府逐瘀汤的情况比比皆是，假使患者血瘀证的诊断成立，活血化瘀注射剂对中医处方的配伍有多大影响？方剂中的活血药是否要减量呢？假使血瘀证的诊断不成立，活血化瘀注射剂的应用会不会造成变证呢？我认为这些问题都需要求真思考。

"辨证论治"四个字不是空谈，中医不能被西医病名牵着鼻子走。西医治疗冠心病，应用阿司匹林、他汀类以及硝酸酯类的药物是有很严谨的生理病理机制，而西医学的生理病理机制与应用活血化瘀药的理法完全不同，中医临床问题还是应该采用中医思维具体分析。《伤寒杂病论》每一篇皆冠以"辨某某病脉证并治"，通过张仲景"辨病脉证并治"思维观之，应如何认识血瘀？

《金匮要略》血瘀总纲

《金匮要略·惊悸吐衄下血胸满瘀血病脉证治》言"病人胸满，唇痿舌青，口燥，但欲漱水，不欲咽，无寒热，脉微大来迟，腹不满，其人言我满，为有瘀血""病者如热状，烦满，口干燥而渴，其脉反无热，此为阴状，是瘀血也，当下之"。我认为，这两条经文可以作为中医血瘀证之总纲，结合经典中对血瘀证的其他散在论述，《伤寒杂病论》对于血瘀证的理、法、方、药十分完整，后世皆未超越。有观点表示经过了历朝历代的理论铺垫，直至清代王清任《医林改错》的问世，才将血瘀证的理法推向了巅峰。其实不然，通过肉眼观察有限尸体内的"瘀血"与活人生理病理的"血瘀"还是有质的区别，更何况《医林改错》一书中很大的篇章都是对人体解剖的再认识，而非讨论血瘀理法。王清任的贡献之处在于使血瘀证的概念得以规范与系统，但很难说将血瘀证的理法有所发展。

赵绍琴老总结中医临床辨证，用五个字来概括：形、色、舌、脉、症。可以说，张仲景已经将血瘀的"形色舌脉症"说得非常详细（表2）。

表2　瘀血证的形色舌脉症

舌象	脉象	症状
唇痿舌青	微大来迟（涩脉）	燥，如热状，烦满

脉证并治

什么是"血瘀"？《说文解字》曰："瘀，积血也。"为什么本文题目不写成"瘀血脉证并治"，而是"血瘀"？顺文测义，瘀血为"瘀之血"，血瘀乃为"血之瘀"。瘀血是静态的既成事实，也就是病理产物；但血瘀则不同，是动态的，是"病变所由出"的病机，甚者可变成瘀血而成病理产物。从这个概念上来看，"血瘀"概念的内涵远大于"瘀血"，是含有理法意义的，故对于血瘀的理法探讨，是非常广义的。王清任也说过，治疗血瘀无非"气与血"耳，因此，通过调理气机也可以活血化瘀，不单单特指《中药学》记载的活血化瘀药，比如简单的麻黄汤就能起到活血化瘀的作用，而且《神农本草经》里也说得很明确："麻黄，味苦温，破症坚积聚。"我想，风性的开泄属性既然可以发汗解肌，血管平滑肌也是肌肉，风药就一定可以改善血液循环，这在西医学看来是不是也是活血化瘀呢？查阅相关

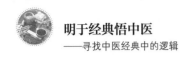

文献，发现有学者已经对"风药的活血作用"进行过研究讨论。

《黄帝内经》有言："智者察同，愚者察异。"对于血瘀的"异"，呈现最杂的是不同的症，这是以《血证论》《医林改错》为代表的后世医书以及现代文献论述最多的部分，即从瘀论治各科杂病。王清任在《医林改错》中对"症"进行了淋漓尽致地发挥，比如描述血府逐瘀汤治疗的相关范围："头痛，胸痛，胸不任物，胸任重物，天亮出汗，食自胸右下，心里热（名曰灯笼病），瞀闷，急躁，夜睡梦多，呃逆，饮水即呛，不眠，小儿夜啼，心跳心忙，夜不安，俗言肝气病，干呕，晚发一阵热。"是不是感觉血府逐瘀汤什么症状都能治疗？对于这些症，借用仲景的话，"但见一症便是，不必悉俱"。对于血瘀的"同"，才是"授人以鱼不如授人以渔"中的"渔"，即《金匮要略》之血瘀总纲——"唇痿舌青""微大来迟""烦满"或"形燥"。

唇痿舌青（久病入络与入舍于络脉）

舌青，顾名思义，形容舌质紫暗，边有瘀斑，甚者紫暗成片而呈现瘀块的表现，这是《中医诊断学》用来诊断血瘀证的重要指征。但"唇痿"却很少提及，唇痿，除了本义之外，还可以引申为"舌痿"，血瘀则气不上乘，气不至则不能濡养，病机往往是"血瘀"与"气血不足"同时存在。对于血瘀引起的痿颓之象，《金匮要略》治疗血痹病的黄芪桂枝五物汤或《医林改错》治疗瘫痿病的补阳还五汤都是很好的方药。

《中医诊断学》也将舌下络脉怒张作为血瘀的一个重要指征，但要知道在古代典籍中均未提及舌下络脉与血瘀的关系。《黄帝内经》将舌下络脉称为"舌下两脉"，邪入络则"络脉盛而色变"，经典中出现舌下络脉怒张，不是用作诊断指征，而是在该部位进行针刺放血用来治疗疟疾，如《素问·刺疟》言："十二疟者……不已，刺舌下两脉出血……舌下两脉者，廉泉也。"直至近现代才将舌下络脉与微循环障碍联系起来，从而确立了其作为血瘀的诊断指征。从传统中医观之，为什么舌下络脉怒张就代表血瘀呢？

《灵枢·经脉》曰："经脉者，常不可见也，其虚实也，以气口知之。脉之见者，皆络脉也。"《灵枢·脉度》言："经脉为里，支而横者为络。"可以说，舌下络脉是络脉系统中重要的裸露部位。写到这里，就会产生一系列很有意思的疑问：络脉不是在表浅一层吗？邪气侵犯络脉，脉口也察觉不出明显异常，那怎么会出现涩脉呢？而先师叶天士早就发表了"久病入络"的观点，这不是自相矛盾吗？《内经》有两个篇章记载了邪气侵犯人体的传导途径，《素问·缪刺论》言："夫邪之客于形也，必先舍于皮毛，留而不去，入舍于孙脉，留而不去，入舍于络脉，留而不去，入舍于经脉，内连五脏，散于肠胃，阴阳俱感，五脏乃伤，此邪之从皮毛而入，极于五脏之次也。"《素问·皮部论》亦言："百病之始生也，必先于皮毛。邪中之，则腠理开，开则入客于络脉，留而不去，传入于经，留而不去，传入于腑，廪于肠胃。"说实话，受《缪刺论》和《皮部论》的影响，我一直在思考：叶天士的"久病入络"与"入舍于络脉"同样都是邪入络脉，为什么病邪深度不一样？这个问题我百思不得其解，困扰我很久。

我比较喜欢喝普洱茶，直到有一天在洗茶的过程中，水从茶漏下面溢上来，顿时让我茅塞顿开，真是"念念不忘，必有回响"！外邪想要入侵机体，就像闯少林寺门前的十八铜人阵一样，需要一关一关过，势必要沿着"皮毛—孙脉—络脉—经脉—五脏"的途径与正气对抗，此布阵是一个比较坚实的屏障，从而保障机体重要的脏器不受损伤。很多腰腿痛的患者，风寒湿三气杂至，侵犯到络脉这一层就滞留住了，"入舍于络脉，留而不去"。故《素问·缪刺论》也详细论述了络病与经病的不同之处，治疗经病要用巨刺的方法；而治疗络病，"其痛与经脉缪处"，要用缪刺的方法。在《灵枢·血络论》中也论述了"刺血络"疗法，有血出而射者，亦有血少黑而浊者，我想这都是"入舍于络脉"的治疗方法。此时患者会出现舌下络脉怒张吗？我想大概率不会，因为络病是局部病变，不是叶天士所说的"久病入络"。

那么，舌下络脉怒张，其侵入络脉的途径是什么？换句话说，为什么"久病入络"必须是久病呢？如果不去系统阅读专著，只是了解一些各家学说，非常容易断章取义。直到完整读完叶天士的《临证指南医案》，发现叶师的原话是"初病在经，久病入络"，注意！这里有一个重要前提，即"初病在经"。也就是说，此时机体已经处于经脉病或者脏腑病的状态了，俨

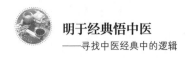

然不是沿着"皮毛—孙脉—络脉—经脉—五脏"的初级传变阶段，而是邪气已经把十八铜人阵通关了。久病入络，就好比敌人已经把整个国家都占领了，时间久了之后，就要将各个机要之处换上自己的人来管理，这就是"初病在经，久病入络"的状态。因此，很多肿瘤或者其他慢性心脑血管疾病，从西医学的角度来看，理化指标往往提示血液处于高凝状态，查看其舌大多呈现舌下络脉怒张，我想这与"初病在经，久病入络"呈密切相关。

微大来迟

对于血瘀证的脉象，《中医诊断学》多用涩脉来描述，在前面《脉理求同》一章，已经对涩脉的脉理做了相关的论述。仲景所说的"微大来迟"，其实只是涩脉的一种，却是最有代表性的。王叔和在《脉经》中描述涩脉为"少血多气"，李时珍解释道"涩为阳气有余，气盛则血少，故脉来蹇滞"，二人皆解释了"微大来迟"的气血状态，即"少血多气"。气血如影随形，气为血之帅，阳气有余，故气先至，表现为"微大"，血少脉道不能充盈而后至，表现为"来迟"。

"微大来迟"在实际的摸脉过程中应指会是什么感觉？古人将气血的往来在脉口呈现的具象上称为"来去"。心脏收缩，"泵"功能推动血液前行，为"来"的过程，此时摸脉主要候"气"，即体察血液对脉管的冲击力度；心脏舒张，脉管回缩，继续推动血液前行，为"去"的过程，此脉摸脉主要候"血"，即体察血液的充盈度。微大，气相对偏盛，在收缩期应指虽然相对有力，但因为血少，缺乏足够的支撑，给人没有后劲的感觉，故"来"者偏大；来迟，从脉理上分析，缘于血少不能充盈脉道使然，但在实际的操作过程中，"来"者偏大之时，心脏已经进入舒张期了，脉管开始回缩，本身就是血少状态，回落就会很快，空大的脉管便会更加疲软，呈现出应指力度骤减，故表现为"去"者甚速。实质上，"微大"本身蕴含着"来迟"之意，否则也不会有应指略大的感觉。由此可以得出，"微大来迟"在实际操作中的应指表现特点为"微大去速"，即姗姗而来，却有拂袖而去的感觉，在带教查房的交流中，有个师妹将其定义为"来得犹豫，走得决绝"，我认为很恰到好处。一般来说，"微大来迟"的脉象比较容易候诊，微大，则表现出脉管缓缓地弹一下手，但却不饱满，血液不能充盈；去速，找到脉搏最明显或最有力的点，应指刚感到跳动，然后脉搏搏动几乎突然消失，较正常脉象或其他脉象消失快得多。

经过脉理分析之后，便可顺理而成章，以脉而随法也。张仲景在这两条经文后没有附方药，如果非要给"微大来迟"脉象制定相应的方药，我认为血府逐瘀汤最为合拍。血府逐瘀汤中为什么包含四逆散和桃红四物汤？针对的就是"多气少血"的病理状态。四逆散加桔梗、牛膝针对的便是"多气"的状态，若"多气"的状态更甚，临证还要加用泄气或降气之品，如川楝子、代赭石之属；针对"少血"的状态，则用到了桃红四物汤。因此，纠正"少血多气"的气血状态便是血府逐瘀汤以偏纠偏的核心方义。同理，"少血少气"状态会不会引起涩脉？当然可以，但此时的脉象就不是"微大来迟"，而是"脉弱来迟"，甚者脉口可见"时有一止"，炙甘草汤主之，正如仲景言："心动悸，脉结代，炙甘草汤主之。"另外，《素问·邪气脏腑病形》言："涩者多血、少气，微有寒。"可见"多血少气"的病理状态亦可呈现出涩脉，此时气较血少是相对而言的，是气郁不畅造成的，因此，气郁证的脉象除了涩脉，一定会兼见弦脉，即弦涩脉。正如经典所述，"多血少气"会造成"微有寒"的状态，这其实就是少阳。若气郁化火，进一步造成郁热内伏，其病机便是"诸噤鼓栗，如丧神守，皆属于火"，症状从"微有寒"就变成了"诸噤鼓栗"。《金匮要略·五脏风寒积聚病脉证并治》论述的肝着病便是"多血少气"的郁结状态，言"肝着，其人常欲蹈其胸上，先未苦时，但欲饮热，旋覆花汤主之"，我在临床应用旋覆花汤的主要着眼点便是弦涩脉。

形燥或烦满

《说文解字》曰："瘀，积血也。"人体正常生理，营卫气血循于常道，有血瘀便会影响气血津液的正常运行。《黄帝内经》强调了"气布"才能"蓄育"，否则气机营卫不通，脏腑、肌腠就会失于濡养，正如《灵枢·五变》言"血脉不行，转而为热，热则消肌肤"，《素问·痹论》言"荣卫之行涩，经络时疏，故不通，皮肤不营，故为不仁"。故血瘀证轻者言满，如

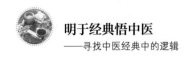

烦热之状；重者言燥，肌肤不仁，甚至出现肌肤甲错之貌。从这个角度而言，"唇痿"其实也属于肌肤不仁的表现。

我们在学习经典时，往往注意力都放在有方有证的条文上，像《金匮要略》"病人胸满，唇痿舌青，口燥，但欲漱水，不欲咽，无寒热，脉微大来迟，腹不满，其人言我满，为有瘀血"这种没有方剂的条文，经常会被忽略。曾经有同学与我讨论他治疗的一个病例，患者为中年女性，口唇周围干燥，甚则起皮半年余，用了两次养阴清热的方药，没有任何效果。我听完之后，就跟他说起了《金匮要略》谈论血瘀的这两条经文，建议他可以试试活血化瘀的思路。很久之后再次联系，同学跟我说后来他给患者用了生化汤加减，不曾想服药三剂后症状就明显减轻，从此这个患者的一大家人都成了他的粉丝。其实，张仲景在《金匮要略·妇人杂病脉证并治》中将血瘀引起"烦热""唇燥"的理法方药皆进行了具体描述，言："妇人年五十，所病下利数十日不止，暮即发热，少腹里急，腹满，手掌烦热，唇口干燥，何也？师曰：此病属带下。何以故？曾经半产，瘀血在少腹不去，何以知之？其证唇口干燥，故知之，当以温经汤主之。"临床诊病，要时常提醒自己注重理法思维的培养，切勿执着于症状的表象，否则就会一叶障目，不见泰山，而自以为是。

仲景言："病者如热状，烦满，口干燥而渴，其脉反无热，此为阴状。"症见烦满、燥渴，其脉却反无热，仲景用了一个很传神的字眼——阴状。清代名医王洪绪写了一本书叫《外科证治全生集》，里面载有一首阳和汤，专门用来治疗寒滞血凝的阴疽，药用"熟地一两，肉桂一钱，麻黄五分，鹿角胶三钱，白芥子二钱，姜炭五分，生甘草一钱"。阴疽的整体表现亦可称为"阴状"，可以说阳和汤与温经汤有异曲同工之妙，二者皆为温通经脉的方子，法同而药不同，全方妙在麻黄与炮姜。现在临床见阴疽者少，但外科术后伤口不愈合者多见，此亦为"阴状"。曾在病房见一老年男性患者，以脑梗收住入院，患者2个月前行腹部肿瘤切除术，术后切口一直不愈合，局部伴有淡红色的渗液。而且，患者还伴有一个特别不引人注意但很重要的症状便是唇口干燥，遂采用阳和汤加黄芪治疗，一周后伤口便基本愈合了，唇口干燥亦消失。另外，《伤寒论》中还谈及了治疗血瘀的其他两首名方——桃核承气汤和抵当汤，此为仲景"是瘀血也，当下之"的代表方剂。山东济南有名的中医孔乐凯老师是李可先生的入室弟子，经常诊治急危重症，深得西医同道的认可。孔老师对手术创伤导致的并发症治疗非常有体会，经常用到的一个方子便是四逆汤合桃核承气汤，此亦为治疗"阴状"的精妙组合！

通过分析《金匮要略》血瘀总纲，可以看出"辨病脉证并治"思维不同于"方证对应"，即通过对不同疾病、脉理气血的分析，来确定当前"证"的气血状态，从而可以进一步精准治疗。如前所述，同样都是血瘀证，因为"多气少血""少气少血"以及"少气多血"脉象的不同，临证处方便会有很大的不同，其本质为当前"证"的气血状态不同使然。因此，张仲景"辨病脉证并治"的理法思维充分体现了经典显学"见病知源"的精髓，即"观其脉证，知犯何逆，随证治之"。

从血瘀论治顽固性呃逆

病房曾收治一例中老年男性患者，以"呃逆2年，加重2周"入院。自述2年前因家庭琐事生气后突然出现呃逆不止，呈持续性，呃逆每分钟10余次，近2年几乎没有停歇，甚是痛苦，辗转多家三甲综合医院，诊断为"顽固性呃逆"，收效甚微。观其用药，无非质子泵抑制剂联合促胃肠动力药。同时，患者既往冠心病病史多年，冠脉支架置入术后，抗板（抗血小板凝集）、降脂、扩冠基础治疗已有多年（我认为，西医的抗板、降脂、扩冠基础治疗不可与中医的活血化瘀混为一谈）。患者也间断服用中药治疗，主要以降逆胃气为法，不效。2周前无明显诱因出现呃逆加重，频次增加，恶心欲吐，日夜不停，影响进食与睡眠，脘腹痞满，进食量减少，胸胁满闷，心悸乏力，善太息，排便不畅，质干如球，近两年体重减轻约5千克。观其舌：舌质暗红，边有瘀斑（青）；察其脉：脉微大来迟，去速（当时我给实习同学们描述的是：患者的脉没有冲和之气，一跳一跳去得特别快）。察舌按脉后，诊断为血瘀之证，遂处血府逐瘀汤原方加木防己。服药一剂后，呃逆即由持续呃逆转为呃逆间断发作，3剂后呃逆症状减半，服药一周后，十去七八。二诊将血府逐瘀汤中白芍改为赤芍，加用代赭石。

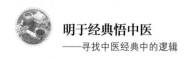

出院三个月后随访，偶有呃逆，自我能接受，胸胁满闷未见反复，心情舒畅。

呃逆，西医学名为膈肌痉挛，一时性气逆作呃，多属生理现象，可自行消失，如若呃逆持续发作48小时以上者临床定义为顽固性呃逆。我想，每个人都有气逆作呃的经历，发作时也会感觉比较痛苦，有时候长辈就会说一些莫名其妙的话，着实给你吓了一跳，可能随之呃逆就好了。其实这些在《黄帝内经》中都有相关记载，《灵枢·口问》谈论了正常人为什么会发作呃逆，言："谷入于胃，胃气上注于肺。今有故寒气与新谷气，俱还入于胃，新故相乱，真邪相攻，气并相逆，复出于胃，故为哕。"《灵枢·杂病》则记载了相关的治法，言："哕，以草刺鼻，嚏，嚏而已；无息，而疾迎引之，立已；大惊之，亦可已。"难道长辈们看过《黄帝内经》吗？当然不是，从这个角度也能窥探出经典的质朴表达，记载的皆是百姓日用而不知的"道"。

王清任称呃逆为"打咯忒"，王氏否定了呃逆的常法治疗，并带有些许偏激的情绪，言"古人不知病源，以橘皮竹茹汤、承气汤、都气汤、丁香柿蒂汤、附子理中汤、生姜泻心汤、代赭旋覆汤、大小陷胸等汤治之，无一效者"，而是持有"呃逆一证由血府血瘀所致"的观点，在后文更是畅言"无论伤寒、瘟疫、杂症，一见呃逆，速用此方，无论轻重，一付即效"。当然，王清任的表达虽有一点情绪宣泄之意，但临床辨证而论治之，会发现古人诚不我欺哉！

用血府逐瘀汤治疗顽固性呃逆，自然要符合血瘀证的形、色、舌、脉、症，这是基本前提。我个人常常在血府逐瘀汤的基础上加一味木防己，这也是"工"或"巧"的经验之谈。《伤寒论》中不管是真武汤证的"身瞤动，振振欲擗地"，还是苓桂术甘汤"身为振振摇"者，都可能是由水饮导致肌肉瞤动或扰动的表现。试想一下，正常人偶然间的呃逆已经比较痛苦，更何况顽固性呃逆患者每天频繁的膈肌痉挛呢？痉挛的膈肌一定有充血水肿的因素在内，祛除膈肌水饮最恰当的药是什么？木防己是也。《金匮要略》言："膈间支饮，其人喘满，心下痞坚，面色黧黑，其脉沉紧，得之数十日，医吐下之不愈，木防己汤主之。"故在血府逐瘀汤加入木防己正是取《金匮要略》木防己汤之意，可去膈间水饮。目前从临床反馈的结果来看，比单纯用血府逐瘀汤治疗顽固性呃逆疗效更快、更稳定。

解剖学精细与否对提高中医理论有帮助吗？

用血府逐瘀汤治疗顽固性呃逆，若仅仅从血瘀论治的角度来说，只是多了一个治疗疾病的思路而已，若基于《医林改错》对中医脏腑解剖革新的角度，我认为有必要深入思考。西医学的发展是建立在精细的解剖学基础之上，与中医学对比来看，有部分学者认为中医没有解剖学，其实不然，中医只是未将解剖学进一步精细化。先秦时期《史记·扁鹊仓公列传》中便记述了"割皮解肌，诀脉结筋，搦髓脑，揲荒爪幕，湔浣肠胃漱涤五脏"的情景，北宋时期更有根据尸体解剖绘制而成著名的吴简《欧希范五脏图》和杨介《存真图》(如图10所示)。而且，中医藏象最初是源于解剖实践提出的，如《灵枢·师传》云："五脏六腑者，肺为之盖。"《灵枢·九针论》则进一步解释曰："天者，阳也，五脏之应天者肺。肺者，五脏六腑之盖

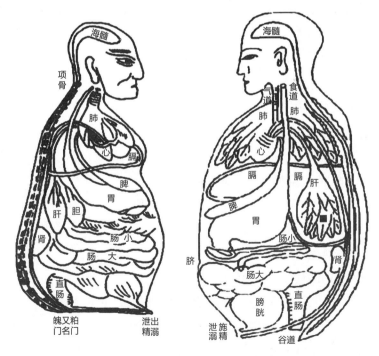

图10 杨介《存真图》

也。"从而得出天阳（肺）之气主降的功能。由此可见，中医藏象是以形态解剖为始基，在中国传统文化"向内思求"的思维方式下，进而将人体脏腑经脉与天地、阴阳、五行等加以比附，慢慢由"脏腑"物质形态向"藏象"系统功能态演变的。王清任属于中医界的革新派，其一生中令他闻名于史并引发诸多争议的一项工作正是他对前人脏腑解剖理论的"改错"。这里就有一个值得深思的问题：解剖学的精细与否对中医理论的架构有没有实质性的帮助？

王清任本人是非常赞同将人体解剖进一步精细的观点，因此大声疾呼："著书不明脏腑，岂不是痴人说梦；业医不明脏腑，何异于盲子夜行。"王氏亦本着大胆革新的精神，重新修正了古人脏腑图，提出了非常清晰的中医解剖图识，明确了诸如气府、血府、津门、津管等概念。按照现代解剖学知识来看，王氏解剖图与正常人体解剖图有相当的差距，于是就有了"医林改错，越改越错，错上加错"的说法，但在当时，王氏解剖图的问世不亚于"西学东渐"对中医解剖知识的冲击。其中，王氏解剖图中最出名的概念便是"血府"，何谓血府？《医林改错》言："血府即人胸下膈膜一片，其薄如纸，最为坚实……名曰血府。"为了更好地了解一个名为"膈膜"的具体形态，王氏不避污秽，每日清晨骑马到义冢，"就群儿之露脏者细视之"，亲自对大量人类尸体进行了观察，

并将成果记载于《医林改错·脏腑记叙》，言："惟胸中膈膜一片，其薄如纸，最关紧要……于膈膜一事，知之最悉……余于脏腑一事，访验四十二年，方得的确。"他在书中"血府－膈膜图"（如图11所示）的附文中言："膈膜以上，仅止肺、心、左右气门，余无他物，其余皆膈膜以下物，人身膈膜是上下界物。"由此可以看出，王氏所说的膈膜，即为向上膨隆呈

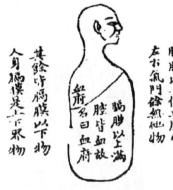

图 11　血府－膈膜图

穹窿状的扁肌，也就是现代解剖学所说的横膈膜。王清任按照现代解剖学的理念首提血府概念，"访验四十二年，方得的确"，不可谓不呕心沥血。那么，血府的定位范围究竟多大？《医林改错》记载"血府即人胸下膈膜

一片……低处如池，池中存血，即精汁所化，名曰血府""胸膜以上满腔皆血，故名曰血府"，再联系到王氏在书中对心、肺等脏器有较为清晰的定位，由此可以得出，血府的定位界限可以理解为以膈为坐标的上下范围，是除却心、肺等脏器的整个余留胸腔空隙，而膈肌自然属于血府重要的一部分。结合《医林改错》中王清任对疾病发生的基本病理机制"无论外感内伤……所伤者无非气血"的论述，血府作为《医林改错》中最重要的中医解剖概念，其功能发挥便是行胸腔气血。

基于王清任提出的"血府-膈膜"的中医解剖概念，再来看呃逆的发生机理，《医林改错》言："因血府血瘀，将通左气门、右气门归并心上一根气管，从外挤严，吸气不能下行，随上出，故呃气。"（如图12所示）介于时代的局限性，虽然王清任对其机理的分析仍停留在非常表面的层次，但是其理法思维从逻辑上分析是完全立得住脚的。在"血府-膈膜"中医解剖概念中，膈肌作为呃逆的发病部位非常精确，若病理产物血瘀一旦产生，便会影响围绕

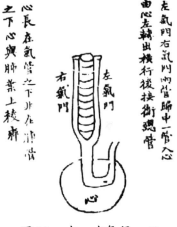

图12　左、右气门-心

"膈膜"上下胸腔血府的气血运行，进而扰动膈肌引起呃逆，可以说，这比"胃气上逆动膈引起呃逆"的病机在逻辑上更加严谨。尝治疗一例顽固性呃逆，通过相关检查诊断为急性冠脉综合征，观前医遍用疏肝、降逆常法不效，采用《金匮要略》木防己汤加减治疗，三剂而呃逆止，此呃逆的病机是膈间支饮或水气凌心，是膈膜之上的脏腑扰乱胸腔血府的气机而致呃逆。又曾接诊过一例顽固性呃逆，腹部增强CT提示肝脏占位压迫膈肌，久治不效，通过随访得知经过手术切除之后，患者呃逆便消失殆尽，此呃逆的病机是由膈膜之下的脏腑扰乱胸腔血府的气机而致呃逆。王清任之所以要感慨道"古人不知病源，以橘皮竹茹汤、承气汤、都气汤、丁香柿蒂汤、附子理中汤、生姜泻心汤、代赭旋覆汤、大小陷胸等汤治之，无一效者"，是因为胃气上逆只是引起呃逆的一种常见因素，而这种呃逆大多是《灵枢·口问》记载的生理性呃逆，对于顽固性呃逆疗效往往欠佳。先贤叶

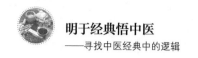
天士已经明确提出"久病入络"的理论，从这个角度来看，顽固性呃逆的发生多伴有血瘀的病机亦是成立的。因此，王清任"血府－膈膜"中医解剖概念的提出，不仅将病位交代的很清楚，而且是具有生理病理意义的。

那么，王氏解剖学对中医理论构建的影响又是怎样的呢？翻阅《医林改错》全书，发现其治病法门仍然着眼于治病之本——气血，故王氏言"所伤者无非气血"，这与《黄帝内经》注重气血是一脉相承的，如《素问·调经论》云"人身所有者，血与气耳"，"五脏之道，皆出于经隧，以行气血，血气不和，百病乃变化而生"。以血府逐瘀汤为例，王氏言"血之凝结为瘀，必先由于气"，治血必先治气，于是血府逐瘀汤就有了调节"气"很重要的部分——四逆散。另外，调节"血"的部分是桃红四物汤，其由来为何？桃红四物汤方名始见于《医宗金鉴》，王清任当时（嘉庆年间）所学的医学正是以吴谦《医宗金鉴》为官方正统的医学体系，自然会受吴氏影响。由此看来，《医林改错》书中所载活血化瘀诸方在临床上虽然得到广泛运用，实际上与王清任提出的诸多脏腑新学说不相匹配。不可否认，《医林改错》提出的瘀血理论以及若干经典方剂让后人在治疗各科疾病中受益，但其理法方药的核心仍然逃脱不了中医经典的范畴。从这个角度来看，后人对《医林改错》的评价"非治病全书，乃记脏腑之书"是有一定道理的。张仲景言："皮之不存，毛将安附焉。"可见中医理论之本仍在经典，而《医林改错》之所以强调"业医不明脏腑，何异于盲子夜行"，是因为王清任认识到"病位"或"病所"的重要性，"血府－膈膜"中医解剖概念的确立恰恰能够将经典中的气血理论在临床治疗中更好地进行靶向定位。

《黄帝内经》言："人身所有者，血与气耳。"王清任对答："所伤者无非气血。"如何将气血理论落到实处，喻嘉言在《医门法律》中谈到了"约方"之律，言："业医者，当约治病之方，而约之以求精也……脏位有高下，腑气有远近，病证有表里，用药有轻重。调其多少，和其紧慢，令药气至病所，故为勿太过与不及，乃为能约。"临证处方如何能够"令药气至病所"，这是中药发挥作用的关键所在，为医者不可不思考。

本草性味疗疾浅说

——气味有厚薄，药性存化合

　　"民有疾，未知药石，炎帝（神农氏）始草木之滋，察其寒、温、平、热之性，辨其君、臣、佐、使之义，尝一日而遇七十毒，神而化之，遂作文书上以疗民族，而医道自此始矣。"神农辨药尝百草的故事流传甚广，虽然现在我们都将其看作一则中国古代的神话传说，却是本草疗疾最重要的起源。"神农尝百草之滋味，水泉之甘苦，令民知所避就"，一个"尝"字给中医本草从古至今奠定了非常踏实本分的基调，中药不是凭空臆想出来的，而是通过亲力亲为不断体察实践出来的。只有经过不断的体察，才能了解每一味中药的"性情"，如此方能游刃有余地驾驭本草，正应前人所云："用药如用兵，将在谋而不在勇，兵贵精而不在多，乌合之众，虽多何用？治病亦然，贵在辨证明，用药精耳！"

药性是本，功效是末，勿舍本逐末

　　《素问·天元纪大论》言："在天为气，在地成形，形气相感而化生万物矣。"《素问·六微旨大论》言："上下之位，气交之中，人之居也……气交之分，人气从之，万物由之。"本草中的动植物以及矿物同人体一样，禀受天地之气而成，都是天地孕育的精华，遵从的自然规律皆是天地阴阳，四时法度。以上是中医本草能够疗疾的根本基础，正如《吕氏春秋·应同》曰："类同则召，气同则合，声比则应。"明代儒医李梴进一步解释道："草木昆虫之气，尽皆得气之先，所以虽干枯陈朽，亦可以调脏腑而治疾病，其气同也。"因感受天地之气的不同，每种中药都有自己独特的"气"和

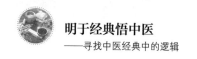
"味",《神农本草经》曰："药有酸咸甘苦辛五味，又有寒热温凉四气。"这便是本草疗疾最核心的内容——四气五味。

四气，即寒、热、温、凉，另外还有一"平"性，亦最早见于《本经》，总论虽未提及，但却散见于一些药物的记载中，如"甘草味甘平""桑寄生味苦平"等，其含义是药性平和，作用不偏不倚，介乎寒热温凉之间。古人谓"医食同源"，大部分的五谷杂粮皆为性平，正如张景岳有言："盖气味之正者，谷食之属是也，所以养人之正气；气味之偏者，药饵之属是也，所以祛人之邪气。"四气禀乎天，其性多主动，《神农本草经疏》云："天布令，主发生，寒热温凉，四时之气行焉"，可用《易传》中"天行健，君子以自强不息"来形容。一般来说，枝叶同根茎相比，枝叶感受天令之气多，故本草中的枝叶类药物多为流通性相对强的中药，如桂枝、桑枝、麻黄等。当然，以上只是一般规律，植物又可因感受四时之气的不同，其药性也会有很大的差别，诸如仅从名字上就可以体察出气机非升乃降的中药：夏枯草、霜桑叶、夜交藤等。

五味，即酸、苦、甘、辛、咸，另外还有一"淡"味，即淡而无味，其实是甘味之最淡薄者，亦谓余甘之味，如茯苓、泽泻、滑石等。王好古在《汤液本草》中说"本草不言淡，淡附于甘"，即将淡味归入甘味之内，故后世本草往往"甘淡并称"。五味象于地，其性多主静，《神农本草经疏》云"地凝质，主成物，酸苦辛咸甘淡，五行之味滋焉"，可用《易传》中"地势坤，君子以厚德载物"来形容。一般来说，根茎同枝叶相比，根茎感受地凝之质多，故本草中的根茎类药物多为流通性相对弱的中药，如黄连、黄柏、人参等。同一株植物，枝叶禀四时之气，根茎受地凝之质，目的就是孕育果实。因此，不管果实是长在树上还是结在地下，其气味一般俱足，多具有补益的功效，如熟地黄、菟丝子、枸杞子、女贞子等。

明白了"四气五味"，那么本草是怎么疗疾的呢？疾病发生最基本的原理是"阴盛则阳病，阳盛则阴病，阳盛则热，阴盛则寒"，有是病用是药，《神农本草经》云"疗寒以热药，疗热以寒药"，正所谓"大道至简"，这是中药治病最基本的公理——以偏纠偏。因此，凡是药物一定具有偏性，故《医原》曰："药未有不偏者，以偏救偏，故名曰药。"药物偏性大者古人称之为"毒"，正如《类经》有言："药以治病，因毒所能，所谓毒者，因气味之偏也。"《素问·脏气法时论》言："辛散、酸收、甘缓、苦坚、咸软。"权衡药性之偏，纠正机体或脏腑阴阳之偏，以达到"阴平阳秘"的状态，徐大椿将本草疗疾的本质一言以蔽之："凡药之用，或取其气，或取其味，或取其色，或取其形，或取其质，或取其性情，或取其所生之时，或取其所成之地，各以其所偏胜而即资之疗疾，故能补偏救弊、调和脏腑。"

《神农本草经》采用上、中、下三品的方式对药物进行了划分，其大体规律便是根据药性偏颇的大与小而来。"上药一百二十种，为君，主养命以应天，无毒，多服、久服不伤人。欲轻身益气，不老延年者，本上经"，上品药多性情平和，无毒，药食两用者多见，久服无损于人，故曰"主养命"。"中药一百二十种，为臣，主养性以应人，无毒、有毒，斟酌其宜，欲遏病补羸者，本中经"，中品药性情偏颇较为明显，可以纠正人体的阴阳失衡，用以消除疾病、补益虚羸，故曰"主养性"。"下药一百二十五种为佐使，主治病以应地，多毒，不可久服，欲除寒热邪气，破积聚，愈疾者，本下经"，下品药则性情偏颇十分显著，或大寒大热，或毒性较大，只有去病之用，无有养身之功，故曰"主治病"。关于"毒"的运用，在《素问·五常政大论》中黄帝提了一个很好的问题，曰："有毒无毒，服有约乎？"岐伯回答道："病有久新，方有大小，有毒无毒，固宜常制矣。大毒治病，十去其六；常毒治病，十去其七；小毒治病，十去其八；无毒治病，十去其九；谷肉果菜，食养尽之，无使过之，伤其正也。"因此，中医利用药物的偏性来治疗疾病，其法度便是"中病即止，无使过之"。

以上用了很大的篇幅来谈论"四气五味"，其目的就是要强调药性是"本"，功效主治是"末"。气与味，这两种特性决定了药物固有的阴阳偏性，同时也就决定了该种药物特有的药效和主治范围。临床用药，不能舍本逐末，切勿将着眼点仅局限在药物的具体功效上，诸如白术健脾、柴胡清热、酸枣仁安神等。中医在漫长的发展过程中，逐步形成了"理、法、方、药"的学术体系，虽然中药处于最末位的位置，但却是基石。舍药性之本，逐功效之末的后果是特别容易出现"对症下药"的现象，比如一听到失眠的症状就想到酸枣仁，一听到头痛就想到川芎，如此这般，临证处方就失去了理法之"约"，方子便越开越大，从而就演变成对症下药的中药组合了。

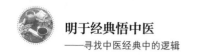
　　《神农本草经》开本草记载之端，其体例皆为"某某药，味……有/无毒，主……"，其意义就在于强调药物功效是建立在性味属性之上，药性是本，主治功效是末，后世本草著作的体例皆遵于此。有同学便产生了疑问，后面的主治功效难道就不重要了吗？当然不是。我认为，《本经》对于药物功效的记载更像是史官在记录历史，本着"不溢美、不饰恶、秉笔直书"的史官精神对该本草治疗疾病的客观事实进行归纳陈述。历代本草林林总总的主治功效，仿佛是记载了一味中药自诞生之日的"成长轨迹"。了解中药的"性情"就好比熟知一个人，没有必要对一个人成长的点滴进行记忆，但要做到了解。因此，"某某药，味……有/无毒，主……"，这种体例中的逻辑关系是性味决定功效，而主治功效不代表某药对应某症。因此，虽然药物性味属性迥异，但不同的药物在《神农本草经》中的功效描述却可以相同，以《本经》中防风、黄芪、巴戟天为例，三味中药皆可以"主大风"，是不是碰到"大风"就可以"拿来主义"应用这三味中药呢？显然不是。我们需要思考的是三味中药与"主大风"之间的逻辑关系，这便是本草"四气五味"蕴含的理法意义所在。

药势：药性附加的重要概念

　　《素问·五常政大论》言"能毒者以厚药，不胜毒者以薄药"，《素问·至真要大论》亦言"急则气味厚，缓则气味薄，适其至所，此之谓也"。针对药性，《黄帝内经》明确了非常重要的概念——气有厚薄，味亦有厚薄。基于本草四气五味的基础上，气味的厚薄决定了某一药物或方剂（药性的化合作用）的升降浮沉，从而决定了中药治病既可以有排山倒海、势如破竹之势，亦可以存春风化雨、润物无声之柔，即药物作用趋势的向量属性，我将其称之为"药势"或"方势"。

　　药势作用属性的经典理论来源于《素问·阴阳应象大论》，言："阴味出下窍，阳气出上窍。味厚者为阴，薄为阴之阳。气厚者为阳，薄为阳之阴。味厚则泄，薄则通。气薄则发泄，厚则发热。壮火之气衰，少火之气壮。壮火食气，气食少火。壮火散气，少火生气。"历史上，阐发"气味厚薄升降理论"的大医首推张元素，张氏根据上述经文，明确中药正是基于四气五味厚薄的不同，才会出现升降浮沉的区别。张元素对于本草功用的解释，亦强调首先应明确其气味厚薄，然后再进一步阐发其功效。张元素真乃一派宗师也！为了致敬张元素，在后文附上我理解的《"金元四大家"为什么没有张元素》。

药势，首先体现在每一味不同个性的中药上。以黄芪与肉苁蓉为例，《神农本草经》记载皆是味甘、微温之品，那么二者的本质区别是什么？黄芪味甘微温，属于气厚味薄之品，"气厚为阳"，能够缓和剽悍滑利的卫气，达到实表的作用，可以理解为其作用部位在表，向量的趋势为从外向内收，胡希恕老曾讲过肺气郁闭的病人一定不能用黄芪，说的就是这个道理。古人治疗虚人外感，处方中若需要加用甘药，很少用黄芪，一般都是用人参，如人参败毒散、参苏饮等，亦是考虑黄芪具有实表的作用。因此，在古代典籍中描述黄芪对应的脉象多为"软脉""大脉"等，能够"主痈疽久败创，排脓止痛，大风……补虚，小儿百病"。反观肉苁蓉，味甘微温，则属于味厚之品，"味厚为阴"，能够收敛虚浮之气，从而达到填补肾精的作用。可以理解为其作用部位在里，向量的趋势则为从内收敛外，能够"主五劳七伤，补中……养五脏，强阴，益精气，多子"。《素问·阴阳应象大论》对上述"气厚"与"味厚"的药物功效一言以蔽之："形不足者，温之以气；精不足者，补之以味。"

药势，量效关系的拿捏非常重要。"单方一味，气死名医"其说也久矣，但是不是随便拿来一味中药就能"气死名医"呢？显然不是。古语有云"中药不传之秘在于药量"，而药量大小的实质便是"药势"的不同。以生石膏为例，《神农本草经》记载"生石膏，味辛、微寒，主中风寒热，心下逆气惊喘，口干，苦焦，不能息，腹中坚痛，除邪鬼，产乳，金创"，其主治功效的描述便是张锡纯口中"寒温实热证之金丹"的真实写照，言："愚临证四十余年，重用生石膏治愈之证当以数千计。有治一证用数斤者，有一证用至十余斤者，其人病愈之后饮食有加，毫无寒胃之弊。"历史上，张仲景首开重用生石膏之先河，麻杏石甘汤中生石膏重用半斤，大青龙汤中生石膏如鸡子大（汉代一斤十六两，根据换算鸡子大约为9两），白虎汤中生石膏重用一斤之多，竹叶石膏汤中生石膏亦用一斤，等等。《医学衷中参西录》又补充道:"吾国善用石膏者,除长沙汉方之外,明有缪氏仲淳,清有顾氏松园,余氏师愚,王氏孟英,皆以善治温热名,凡治阳明实热之证,无不重用石膏以奏功。"由此观之,生石膏要想担得起"药品中第一良药,真有起死回生之功"的赞誉,必重用不可。为此有同学提出疑问:现代药理研究表明,大部分矿物质都不溶于水,生石膏亦是如此,用大量生石膏治病,是不是纯属浪费药材呢?我想,解答这个问题还是应该回归"药性之本"。矿物类药物,如生石膏、紫石英、磁石等,在自然界属于生命活动迹象非常微弱的物质,变化幅度非常小,基本属于气味俱薄之品。生石膏,"味辛、微寒",其气味非苦寒之性,同时又为气味俱薄之品,因此,重用生石膏诚如张锡纯所言"毫无寒胃之弊"。另外,生石膏虽然不溶于水,但徐大椿有言"凡药之用,或取其气,或取其味",生石膏之用正是取其气,而不取其味,故生石膏重用则气厚,药势为"凉而能散,透表解肌";轻用量小则气薄,势微力弱,对于阳明热盛而言如杯水车薪,不能直达病所。

药势,另一个重要的方面便是《素问·阴阳应象大论》中谈论的"少火"与"壮火"的概念,言:"壮火之气衰,少火之气壮;壮火食气,气食少火;壮火散气,少火生气。"经典表达的不仅仅特指应用附片、乌头等辛温药物,任何药物若偏性过大,气厚或味厚,过用都容易耗气散精。《神农本草经》有言:"若用毒药疗病,先起如黍粟,病去即止,若不去倍之……取去为度。"应用峻烈之品要从最开始的基本量开始用,慢慢加量,取去为度,中病即止。若应用苦寒之剂,如大黄、黄连之品,"味厚则泄",过用容易导致泄下的症状;若应用辛温之剂,如附子、乌头等,"气厚则发热",过用容易导致发热口干,甚至周身发麻的现象。民国吴佩衡将附子、干姜、肉桂、麻黄、桂枝、细辛、生石膏、大黄、芒硝、黄连称为"中药十大主帅",其特点就是性能峻烈,善用之则祛疾最速,但一定要注意"少火生气"与"壮火散气"的问题。

药势,亦关乎于方药的煎煮方法。一般来说,"气薄则发泄"的药物要"轻煎",如桑菊饮、银翘散之类,《温病条辨》有言:"香气大出,即取服,勿过煎,肺药取轻清,过煎则味浓而入中焦矣。""味薄则通"与"气厚则发热"的药物要"中煎",可以说,《伤寒论》中的方药大部分都是采用此煎煮方法。"味厚则发泄"的药物则要"久煎"，后世一切补肾填精之品皆是遵"精不足者，补之以味"之意，只有久煎才能取其味。另外，还有一个很实际的问题，当代社会生活工作节奏加快，自煎中药有诸多不便，从而衍生出了"代煎中药"和"免煎颗粒"两种形式。即使选择自煎中药，有的患者为了省却天天熬药的麻烦，常常将几付中药一起熬好，搁置容器里放到冰箱中保存，这种现象可称之为"煎药久放"。大体来看，中药的煎煮形式就变成了四种，即"自煎中药""煎药久放""代煎中药"与"免煎颗粒"，那么这四者有何区别？我想，解答这个问题仍须回到"凡药之用，或取其气，或取其味"的本质上来。"自煎中药"只要煎煮得法，在药效上肯定是最靠谱的，但需要精力和耐心。若是药用取其气，而非取其味，如桑菊饮、银翘散之类，不建议"煎药久放"和"代煎中药"，时间久了，药气便会减弱，从而降低药效；若药用以气味兼施或取其味为主，如气血双调或补益之剂，可适当采用此煎药形式，但时间不宜过长，个人建议"煎药久放"不超过 3 剂，"代煎中药"不超过 7 剂。"免煎颗粒"按照现代工艺流程来看，个人理解是能够保留每味中药的气与味，但方剂发挥的是整体药性化合的作用，免煎颗粒的冲泡方式无法做到煎合反应，可以采用冲泡之后煮几分钟的办法。

　　同理，通过调整煎煮方法可以改变方药的"药势"，进而改变其作用部位。以黄连为例，性味苦寒，属于气味俱厚之品，《神农本草经》言："主热气，目痛，眦伤，泣出，明目，肠澼，腹痛，下利，妇人阴中肿痛。"很明显其主治功效分成两部分，前半部分论治身体上部或偏外的症状，后半部分论治身体下部或偏里的症状。若应用黄连为了治疗"肠澼、腹痛、下利"等下焦湿热的问题，则一定要久煎（至少要煎煮 20 分钟），正是取其味厚，苦能坚阴之用；若治疗目痛、眦伤等上焦气热的问题，则一定要轻煎甚至可用沸水冲泡，取其气而不取其味，从而达到轻苦微泄的目的。其实，这种方法张仲景在《伤寒论》中也早就告诉我们了，若本太阳病，医反误下之后，出现"心下痞，按之濡，其脉关上浮者"，治疗当用大黄黄连泻心汤，服用方法为"以麻沸汤二升渍之"，不用久煎，而是直接采用开水泡服的办法。大黄、黄连二者性属苦寒，都是气味俱厚之品，但以麻沸汤渍服者，只取其气，从而微苦轻泻心下虚热，正如《古方选注》曰："以麻沸汤渍其须臾，去滓，取其气，不取其味，治虚痞不伤正气也。"遵仲景之意，

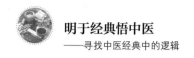

我在临床上治疗小儿积食呕吐经常使用这个办法。《金匮要略》有言："食已即吐者，大黄甘草汤主之。"这是张仲景从《外台》里摘录的方子，原方采用正常煎煮的办法，但我将其煎服方法调整了一下，取生大黄 3 克，生甘草 2 克，用沸水泡 2 分钟，去滓让患儿频服，便宜又好用。意在取生大黄轻苦微泄之气，承纳中上焦之气以达到止呕的目的，不取其味，故不伤及中气。明确了药物的煎煮方法对于药势的影响之后，此时再来分析被称为"却老子"的枸杞变成中年人养生药茶这种现象。我认为，补益之药采用泡服的办法不妥，因为补益之剂多是味厚之品，其药用当取其味，而非取其气，这也是很多人泡服枸杞上火的原因，假使某一类人群确需服用枸杞，适量嚼服效果远比泡服好。

　　另外，药势的发挥最好能应用道地药材。《素问·异法方宜论》言："东方之域，天地之所始生也……西方者，金玉之域，沙石之处，天地之所收引也……北方者，天地所闭藏之域也……南方者，天地所长养，阳之所盛处也……中央者，其地平以湿，天地所以生万物也众。"正所谓"一方水土养一方人"，因天地之气升降出入的不同造成了不同地域自然万物生长收藏的不同，在人形成了外貌体征的差异，在本草则形成了气味厚薄的差异，故有"道地药材"一说。《素问·至真要大论》描述了道地药材与非道地药材之间的区别，言："非司岁物何谓也？散也，故质同而异等也。气味有薄厚，性用有躁静，治保有多少，力化有浅深，此之谓也。"一个"散"字传神地表达了二者"形同而神散"的本质差别，虽然药材形质相同，但在气味、性用、治保以及力化等方面有很大的不同。古代交通不发达，医生多就地取材，随着时间的流逝，慢慢地由道地药材的"形而下"向地域性学术特色的"形而上"过渡，即中医学术流派的区域性划分，如岭南医派、江浙吴门医派以及孟河学派等，从而呈现出"一方水土现一方医"的特点。

　　药势，最重要的方面还是体现在"药性化合"之中，故请言君臣佐使。

君臣佐使新解

　　究竟炎帝和黄帝谁是中华"炎黄子孙"真正的祖先，流传了很多传奇的故事，但不妨碍"炎黄"成为一个民族文明开始的象征。托名上古时期黄帝（轩辕氏）和炎帝（神农氏）的两本中医经典《黄帝内经》和《神农本草经》，其成书年代也存在到底哪一本更早的问题，目前还存在争议。我查阅到的资料大部分支持《黄帝内经》成书更早一些，然而，关于"君臣佐使"，《神农本草经》与《素问·至真要大论》都有论述，从内容逻辑上分析却应该将《神农本草经》放在前面。（我认为不能据此就断定《神农本草经》成书年代更早，因为七篇大论据文献记载是唐·王冰后期补入的，反过来，这段经文是不是可以作为七篇大论是后期补入《黄帝内经》的证据？）

《神农本草经》言："上药一百二十种为君，主养命以应天，无毒，多服久服不伤人；中药一百二十种为臣，主养性以应人，无毒有毒，斟酌其宜；下药一百二十种，为佐使，主治病以应地，不可久服……药有君、臣、佐、使，以相宣摄合和。"《素问·至真要大论》则言："帝曰：方制君臣何谓也？岐伯曰：主病之谓君，佐君之谓臣，应臣之谓使，非上下三品之谓也。帝曰：三品何谓？岐伯曰：所以明善恶之殊贯也。"由此可以看出，《黄帝内经》根据药物作用的主次关系确立了君、臣、佐、使的组方原则，而且也明确指出"君臣佐使"不是《神农本草经》中上、中、下三品用于区别药性善恶之分的概念，逻辑非常清晰。直至北宋，成无己著《伤寒明理药方论》，历史上首次依据"君臣佐使"剖析了《伤寒论》中的20首方剂，从而开启后世方论之先河。成无己之后的历代医家对"君臣佐使"理论多有发挥，由于医家的学术思想不同，在阐释方剂时对君臣佐使的划分往往持有不同的见解。到了清代，随着训诂之风的盛行，对处方书写提出了更多要求，几乎达到了每方必解的地步，君臣佐使不仅要排列整齐，甚至还要求处方书写要对仗工整、押韵，给人的感觉已经有点八股文的味道了。

现如今中医学将君臣佐使称之为"方解"，即对方中的药物进行地位划分和作用阐释，具体如下：君，指方剂中针对主证起主要治疗作用的药物；臣，指辅助君药治疗主证，或主要治疗兼证的药物；佐，指配合君臣药治疗兼证，或抑制君臣药的毒性，或起反佐作用的药物；使，指引导诸药直达病变部位，或调和诸药的药物。很明显，现在对君臣佐使的拆解完全是从药物主治功效的角度出发的。

由于对方剂治疗主证的理解会出现偏差，这就造成《方剂学》各版本

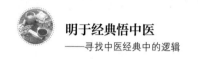

之间对同一方剂组方分析常不一致，如麻杏石甘汤，有版本以麻黄、石膏为君药，有版本则以石膏为君药，还有版本以麻黄为君药。另外，还有一些方剂按照药物主治地位进行划分则有些牵强附会，如八珍汤主治气血两虚证，何为主证，怎么来划分君臣佐使呢？基于此，某些学者提出"子系"或者"药群"的概念，将八珍汤理解为补血的四物汤子系和补气的四君子汤子系组成，将大柴胡汤划分为少阳病药群（柴胡、黄芩、半夏、生姜、大枣）和阳明病药群（大黄、枳实、芍药），这样划分可能就相对简单明了一些。同样，这些概念的提出，也是基于药物主治功效的角度。

方药治病的本质是"以偏纠偏"，每个方剂都有偏性，即整体药性化合的属性。药性是本，主治功效是末，而方之成，正是合各本草之药性，故程钟龄有言："方有合群之妙用。"关于"君臣佐使"的含义，几乎未提及药物性味一说，避开药物最本质的核心不谈，只谈主治功效，这就造成了临证处方对"法"概念的淡化。古代医家在描述处方用药思维时，经常会出现"法宜温养""补阳宜甘温""宜用甘药""治宜辛苦""甘凉之剂"等字眼，比较有代表性的是《临证指南医案》。叶天士深谙"师法而不泥方"之道，这也是叶师一生很少创立新方剂的原因。古代医家限于地域不同或者用药习惯有异，创立的名方林林总总，但是"智者求同"，寻根溯源，实则一也，即"法同药不同"。这就好比学习音乐，通晓乐理后，各种风格的乐曲便可信手拈来，如果只浮于表面，而在乐理上不通，其音乐风格不免就有模仿拼凑的痕迹。

《素问·至真要大论》言："主病之谓君，佐君之谓臣，应臣之谓使。"那么君臣佐使该如何拆解？君，君主、帝王之意，最高统治者，是思想路线和政治路线的决策者。君王绝不是带兵打仗的将，而是坐镇大后方的主心骨，一旦国家需要君王带兵去打仗，估计也就离灭亡不远了，因此，一个方剂中最能体现祛邪主病的药物大多数情况下不是君药。臣，是宰相大臣，是封疆大吏抑或万人之敌的将军，方剂中的智囊团以及战斗力都集中于此。佐，是供应粮草等的后勤保障，抑或是副将、偏将，以弥补臣将的不足，或制约其权力。使，是信使，通信士卒。

以张仲景"缓中补虚，大黄䗪虫丸主之"为例，药用"大黄十分，黄芩二两，甘草三两，桃仁一升，杏仁一升，芍药四两，干地黄十两，干漆一两，虻虫一升，水蛭百枚，蛴螬一升，䗪虫半升"，患者可见"虚极羸瘦、腹满不能饮食……肌肤甲错、两目黯黑"的症状，此时五脏元真不通畅，方用大黄䗪虫丸主之。顾名思义，最能体现祛邪的药物便是大黄和以䗪虫为代表的虫类药，皆为攻逐扬逸之品，试问能称之为君吗？上述已阐明，君王是思想路线和政治路线的决策者，此时制定的战略方针为"缓中补虚"，只有干地黄十两才能稳稳地坐镇后方，这才是君王。以大黄和䗪虫为代表的将领在前方开辟疆土，令元真通畅，君王的补益政策才能很快落实到位，如此方能"缓中补虚"。同理，建中系列方的方解也是这个思路（具体请看下一章《芍药性味理法刍议》）。

《内经》言"主病谓之君"，所谓"主"，乃主宰之意，而非对主证起主要治疗作用。君药，是决定整个方剂偏性走向的一种或一类药，我认为可以称其为决定"药势"的药物。《金匮要略》有言："补用酸，助用焦苦，益用甘味之药主之。"其实张仲景已经将方解给后辈做了一个明确示范，这便是"药性化合"。试想，乌梅丸中乌梅是对主证起主要治疗作用的药物吗？答案是否定的，既不是治寒，也不是治热，而是主宰整个方剂"药势"的药物（具体请看后文《寒热不能错杂》）。因此，酸味药为君，而治寒的辛（焦）味药与治热的苦味药才是祛邪主病的药物，是将、是臣，最后甘味药是后勤保障，便是佐使。君王不是将，假使君王需要带兵打仗，一定是国将不国的时候，落实到人体便是《素问·标本病传论》谈论的标本、缓急。当出现急症时，标象已经威胁到根本，如"小大不利""下利清谷""中满""四逆"等，若需苦寒攻下，则苦寒药为君，如承气汤；若需回阳救逆，则辛温药为君，如四逆汤。可见，要想了解清楚一个方剂的"君臣佐使"，还是得从"理"上下功夫，明理才能立法，立法才能处方。

《神农本草经》按上、中、下三品来划分君、臣、佐使，《黄帝内经》将其定义为"明善恶之殊贯"，其实质正是药性之本。从方剂整体药性化合的角度来看，其实是非常有道理的。决定"药势"走向的大部分君药正好亦是《本经》中的上品药，而发挥治病祛邪的臣药、佐药，诸如活血、化瘀、祛痰、通下、散寒之品，基本都在中品或者下品药当中。试想，君王如果没有"善"的禀性怎么能管理好整个国家呢？当走近紫禁城内廷的第一座大殿——乾清宫时，我们只要抬头仰望，就会看到殿堂正中高悬着一

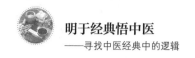
块巨大的匾额，上面写着"正大光明"四个大字，象征着君王的品质首先要"正"，即不邪。四气五味的本草属性在上、中、下三品中都有体现，但上品药（如黄连）的苦也是"正"苦，而中、下品药的苦很多具有臭秽之气，这便是"邪"苦，如苦参（中品）、川楝子（下品）等。

基于"药性化合"的君臣佐使理论，我们重新审视一下麻杏石甘汤，吴鞠通称其遵"辛凉甘淡"之法。《伤寒论》言："汗出而喘，无大热者，可与麻杏石甘汤。"《温病条辨》言："喘咳息促，吐稀涎，脉洪数，右大于左，喉哑，是为热饮，麻杏石甘汤主之。"汗出、喘促，脉洪略大，皆为气机外张之势，故麻杏石甘汤的"药势"为从外向内，起到的作用为止汗平喘，药性化合的偏性为辛凉。由此观之，若以麻黄为君药，我认为欠妥，有学者将麻杏石甘汤定义为麻黄剂，逻辑上明显不合理，若以生石膏为君药，还勉强说得通。曹颖甫在《经方实验录》中将辛凉剂分为"轻、平、重"三个层次，其中麻杏石甘汤明确为辛凉重剂（桑菊饮为辛凉轻剂、银翘散为辛凉平剂），将麻黄、生石膏的"辛凉组合"视为君药是合理的，而且二者的用量比例（重用石膏）便能得到很好地理解。

方药"制"的问题

《素问·至真要大论》言："急则气味厚，缓则气味薄，适其至所，此之谓也。病所远而中道气味之者，食而过之，无越其制度也……帝曰：请言其制。岐伯曰：君一臣二，制之小也；君一臣三佐五，制之中也；君一臣三佐九，制之大也。"关于君臣佐使，另外一个需要思考的就是方药"制"的问题，这就好比一个国家想要提高治理能力，必须要完善国家行政体制。可以说，没有国家行政系统的合理运作，就没有国家治理体系的有效运行，这就是"制"的重要性，否则就会出现如《左传》所言"末大必折，尾大不掉，君所知也"。

制小，所谓"君一臣二"也，方相对小。方小不需要佐药，没必要让多个监管部门掣肘其肘，体现的是"集中力量办大事"制度的优越性。制小，可以发挥"急则气味厚"的特点，方剂中药物往往为气、味俱厚之品，药专力宏，直捣黄龙，比如四逆汤、承气汤等皆属于制小之剂。制小，方药整体药性化合属性要峻烈一些，往往需要中病即止，不可久用，否则会矫枉过正。

制中/大，所谓"君一臣三佐五/九"也，方相对大，药味繁杂。方大最关键的就是佐药，好比中央设立诸侯，各方势力相互牵扯，体现的是"机制健全，结构稳定"的优越性。制中之方（佐五）和制大之方（佐九）因有佐药的牵制，往往表现为"缓则气味薄"的特点，故方药整体药性化合属性要平和一些。古代治疗虚劳的方子往往"制"偏大，正是体现"缓中补虚"之意，仲景的方药往往药专力宏，但药味最繁杂的方子正是体现在《金匮要略·血痹虚劳病脉证并治》，如治疗"虚劳诸不足，风气百疾"之薯蓣丸。在古代，达官贵族之间联络感情，往往互送滋补佳品，俗话说："宁得一料膏方，不要金玉满堂。"所谓一料，其实就是一付药，一般可以服用半月左右，其特点正是体现为方"制"较大。在前人的医书中，"料"这个量词一般只用在两个地方，一者用于慢病中后期的调理之法，二者便是补益之剂。不管是采用"煮散"的办法，还是做成丸药，均体现方药气味平和的特点，需缓缓服之。

《素问·至真要大论》言："治有缓急，方有大小"，即病有轻重缓急，方有制大、制小之分。临证处方，君、臣、佐、使要丝丝入扣，用药如用兵。

附："金元四大家"为什么没有张元素

"金元四大家"之一的李东垣是张元素的学生，其学术思想自然能受到老师的影响，但在刘完素、朱丹溪的书里也能或多或少看到张元素的学术思想，包括"气味厚薄升降"与"药类法象"理论（即气味厚薄升降结合风、热、湿、燥、寒五气，将药物归为五类：风升生、热浮长、湿化成、燥降收、寒沉藏），其实这里面是有历史渊源的。张元素虽作为"易水学派"的创始人，为人却十分谦逊，他的成名是因为给刘完素治好了头痛干呕，故刘完素对张元素的学术见解心服口服。朱丹溪的老师是宋末元初的

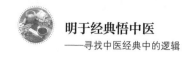

罗知悌，而罗知悌却师从刘完素的弟子荆山浮屠，然后又旁通张从正、李东垣的学术思想，之后将其毕生所学传授给了朱丹溪。由此可见，张元素是属于金元时期一代宗师式的人物。那么，这里就存在一个非常有趣的问题，为什么张元素不在"金元四大家"行列里呢？我认为，这个问题从本质上讲跟当今歌坛里"四大天王"称号的来源是一样的，有太多名气与唱功都很高的歌手为什么就不能进入"四大天王"的行列呢？

"四大天王"是佛教的护法天神，是佛教二十诸天中的四位天神，其称号自古有之。我们先看一下歌坛"四大天王"是怎么来的，20世纪90年代，在张国荣、谭咏麟、梅艳芳先后退出乐坛并表示不再领取任何奖项之后，香港乐坛顿时出现了一个无巨星的真空状态，恰逢刘德华、张学友、黎明、郭富城抢到歌坛最前列的位置，这时候有一家媒体把他们四人比作佛教的四大天王，并宣布"四大天王"的时代已经到来，没想到就此广泛传开了。从那以后，这个称号也就与这四位歌坛常青树画等号了，未来如果另有歌手要冠以"四大天王"的称号，那也只能在称号之前加一个"新"字。试问，这个称号是你争我夺的实力排行榜吗？显然不是，可见"四大天王"称谓的广泛传播是极具戏剧性的。

在没有官方认证的背景下，名气与实力的量化从来都不是主要因素，称号的广泛传播都是具有历史的偶然性，"金元四大家"的由来我认为也是如此。有学者将金元时期各个医家进行纵横对比，然后罗列出一大堆学术理由来陈述为什么"金元四大家"是指李东垣、朱丹溪、张从正以及刘完素。试想，历史的年轮缓缓驶过，如果没有名人的媒体效应，还会有"金元四大家"的称号吗？可能历史上只会存在金元时期一个个著名医家吧。那么，"金元四大家"名号怎么来的呢？在元末明初的时候，著名的文学家宋濂为朱丹溪的《格致余论》题词时写道"金以善医，名凡三家，曰刘宋真（刘完素）、曰张子和（张从正）、李明之（李杲），虽其人年之有先后，术之有救补，至于推阴阳五行升降生成之理，皆以《黄帝内经》为宗，而莫之异也"，又指出朱丹溪的《格致余论》"有功于生民者甚大，宜与三家所著并传于世"，这便是"金元四大家"名号的由来。宋濂何许人也？他乃文学界的"一代之宗"，文学圈可比中医界热闹得多，其媒体效应也就大得多。宋濂跟高启、刘伯温并称为"明初诗文三大家"，被明太祖朱元璋誉为

"开国文臣之首"，还奉命主修《元史》，其逝世后还追谥他为"文宪公"。现代人写书也喜欢请名人题词写序，朱丹溪当时也何尝不是呢？只是没想到宋濂不经意间的笔墨，无心插柳的题词，却成了"金元四大家"的盖棺定论。很不凑巧，张元素不在"金元四大家"的行列。

我个人非常推崇张元素的"气味厚薄升降"学术思想，认为其"理法思维"是以《黄帝内经》为宗，当然，金元四大家也是青出于蓝而胜于蓝。我想，历史上的这些大医应该都不会执着于这些名号，他们只执着于医理的求真，正因为这种纯粹，不求名来名自扬，历史的偶然性才能记住他们。如此说来，"金元四大家"的称谓从来不是一个具体的实力排行榜，在历史的长河中却更胜似一个实力排行榜。

芍药性味理法刍议

——微苦轻泄，一以贯之

《伤寒论》共有方剂113首，其中配伍芍药的方剂多达30余首，可谓应用极其广泛，因此，非常有必要求真一下芍药的理法性味。关于芍药历来存在很多争议，其焦点主要集中在性味属性的核心问题上，其次是赤、白芍之争。药物性味是处方用药的基础，只有从理法上贯通，临证立法、处方用药的加减化裁才能圆通。

探讨《伤寒杂病论》中药物的性味属性，公认的本草经典是《神农本草经》和《名医别录》。这两本书所处的年代离《伤寒杂病论》成书年代最为接近，具有非常大的参考意义。《神农本草经》是秦汉时期医家所作，大约在汉末集结整理成书。《名医别录》约成书于汉末，梁·陶弘景撰《本草经集注》时，将《本经》和《名医别录》二书合在一起，从而使本书的基本内容保存下来，是对《神农本草经》的有力补充。

芍药"苦泄"的医理

《神农本草经》记载："芍药，味苦、平，主邪气腹痛，除血痹，破坚积、寒热、疝瘕，止痛，利小便。"《本经》是以"苦"味突出其特性。而成书稍晚的《名医别录》记载："芍药，味酸、平，微寒，有小毒。主通顺血脉，缓中，散恶血，逐贼血，去水气，利膀胱、大小肠，消痈肿，时行寒热，中恶，腹痛，腰痛。"可以说，《名医别录》首次提出了"芍药味酸"的观点。历代医家由此就芍药的性味属性展开了广泛争论，有主张芍药味苦之说，倾向"芍药破阴凝"；也有主张芍药味酸之说，倾向"芍药酸敛益阴"。其中，清代陈修园言辞最为偏激，言："今人妄改圣经，以酸寒二字易苦平，误认为敛阴之品，杀人无算。"

古有"神农尝百草之滋味，一日而遇七十毒"之传说，药物气味的总结当然离不开人类的味觉综合体验。我的味觉体验是：白芍初尝是略带酸味儿的，越嚼越带苦味儿，综合气味为酸苦；赤芍酸味儿就很轻了，以微苦的味道为主。当然，任何味觉体验都有一个参考标准，若以山茱萸的酸和黄连的苦作为衡量标准，那么，白芍与赤芍皆属于微酸、微苦之品。探讨本草的性味属性，除了味觉体验之外，还要参考中药作用于人体后的生理病理反应，我想后者的意义可能更大一些。那么，芍药的性味归属是酸还是苦？

《伤寒论·辨太阴病脉证并治》言："本太阴病，医反下之，因而腹满时痛者，属太阴也，桂枝加芍药汤主之；大实痛者，桂枝加大黄汤主之。"我认为这条经文是芍药发挥"苦泄"属性的最有力证据。清代医家张志聪，字隐庵，一个自称是张仲景后裔的著名医家，以全文集注《素问》与《灵枢》而著名，在《伤寒论集注》注解本条时言"太阳之邪入于地土而脾络不通"，李克绍老对此大加赞赏，提出了"芍药破阴结，通脾络"的观点，我认为内在逻辑非常合理。

《素问·举痛论》言："寒气客于经脉之中，与炅气相薄，则脉满，满则痛而不可按也，寒气稽留，炅气从上，则脉充大而血气乱，故痛甚不可按也。寒气客于肠胃之间，膜原之下，血不得散，小络急引故痛。按之则血气散，故按之痛止。"引起机体疼痛的原因很清楚，血气凝滞不通使然。同样，治疗方法也很简单，通过按摩跷引等方法使血气散开，"结者散之"，疼痛很快就缓解了。生活中经常有"冻着肚子"的经历，腹部一阵儿绞痛，这时候揉揉肚子，或者用个暖水袋熨敷一下就好了，这些看似很生活化的场景其实都蕴含着中医质朴的理法。《素问·太阴阳明论》言："脾与胃以膜相连。"从西医学的角度来看，大网膜等腹部辅助器官血运非常丰富。有形之邪或气血壅滞都会导致气血不畅或不通，从而导致腹部出现疼痛的症状，中医病机便是"太阴脾络不通"。可以说，《黄帝内经》这两段条文将"脾络不通"的病理机制说得非常明白。所谓太阴实证，除了有形腐秽之邪郁滞中焦之外，另一个重要的病机便是：气血壅滞，脾络不通。

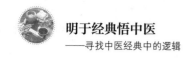

病机搞清楚后，关于太阴实证的治疗，一者，有形腐秽之邪郁滞中焦，承气类为主要治疗方案。二者，脾络不通致使中焦气血凝滞，张仲景给出的方案是：轻者用桂枝加芍药汤，重者用桂枝加大黄汤。二者的理法思维为苦味为君，辛味为佐助，轻者倍用芍药破阴结；若郁滞重者，在倍用芍药（六两）的基础上加用味厚苦泄的大黄（二两）。《神农本草经》谓"大黄，味苦寒。主下淤血，血闭，寒热，破症瘕积聚，留饮，宿食，荡涤肠胃，推陈致新"，可以说在"破阴结"方面，大黄较芍药更胜一筹。假设芍药的主要作用是酸敛益阴，在逻辑上根本说不通。明白了这其中的医理，临床上碰到因所谓的"肠系膜淋巴结炎"而导致腹痛的小儿患者，只要问家长几个特定的问题，比如孩子早晨嘴巴有味儿吗？孩子大便干吗？若有，轻者，桂枝加芍药主之；重者，桂枝加大黄汤主之，屡试不爽！

太阴本虚，正确治法应该遵"以其脏有寒故也，当温之"之法，若"医反下之"，造成气血郁滞，脾络不通，出现腹满而痛，给予相应的治疗后，这时该注意什么呢？仲景随后言："太阴为病，脉弱，其人续自便利，设当行大黄、芍药者，宜减之，以其人胃气弱，易动故也。"虽然处于太阴虚证的阶段，脉象也不足，假如有虚中夹实，脾络不通的病机存在，就应该佐苦泄之药以通脾络，但要中病即止。即使还需要继用，用药偏性一定不能太过，否则就容易"动胃气"。可以说，这句条文也进一步为"芍药味苦"提供了佐证。假设芍药酸敛益阴，仲景完全没有必要将"大黄"和"芍药"放在一起谈论，强调二者都是"动胃气"之药，用药时还要注意药品减量的问题。这时反观《神农本草经》和《名医别录》中关于芍药的论述："主邪气腹痛，除血痹，破坚积、寒热、疝瘕，止痛，利小便"，"主通顺血脉，缓中，散恶血，逐贼血，去水气，利膀胱、大小肠，消痈肿，时行寒热，中恶，腹痛，腰痛"，可以清晰地看出经典对芍药主治功效的记载都是从"苦泄，破阴结"的理法角度来论述的。不仅如此，仲景于原方中去芍药，也与芍药味苦有关，如真武汤方后注"若下利者去芍药"，亦可见芍药苦泄之性，其他再如《金匮要略》言："伤寒脉浮，医以火迫劫之，亡阳，必惊狂，卧起不安者，桂枝去芍药加蜀漆牡蛎龙骨救逆汤主之。"火逆之邪造成亡阳，此时当收敛浮散之阳。张锡纯擅用山萸肉，其经典救逆之方敦复汤、来复汤都以山萸肉为君药，言"山萸肉胃酸性温，大能收敛元气"，正是取酸味收敛之意。如果芍药主味是酸的，以"酸敛益阴"为主治功效，从逻辑上分析，桂枝去芍药加蜀漆牡蛎龙骨救逆汤完全没有必要去掉芍药，这又佐证"芍药味苦"之说。

抑木扶土

抑木扶土法，顾名思义，即平抑过旺之肝木，扶助虚弱之脾土的治疗方法。《素问》载有"实则泻之"之言，张元素在其著作《医学启源》中首次提出"（肝）实则芍药泻之"的观点，从而正式确立了抑木法。芍药是抑木法的代表药物，抑制肝木之盛，也只有"芍药味苦"才能支持这一论述。历史上据该法创立了很多"倍用芍药"的经典名方，追根溯源，其理法化裁皆源于《伤寒杂病论》。

张仲景除了桂枝加芍药汤外，还有另外两个经典代表方剂。一者为建中汤或者建中系列方，其中芍药用量为六两，小建中汤为此系列基础方，言"伤寒，阳脉涩，阴脉弦，法当腹中急痛者，先与小建中汤"，"妇人腹中痛，小建中汤主之"，药用"桂枝三两，芍药六两，炙甘草三两，生姜三两，大枣十二枚，胶饴一升"。黄芪建中汤载于《金匮要略·血痹虚劳病脉证并治》，是在小建中汤的基础上加减化裁而来的，言"虚劳里急，诸不足，黄芪建中汤主之（于小建中汤内加黄芪一两半）"。内补当归建中汤首载于《千金要方》，后人在整理校勘《金匮要略》时将这首方剂附在《金匮要略·妇人产后病脉证治》中，称为《千金》内补当归建中汤，言"治妇人产后虚羸不足，腹中刺痛不止，吸吸少气，或苦少腹中急，摩痛引腰者，不能食饮（于小建中汤内加当归四两）"。另外一首代表方是当归芍药散，载于《金匮要略·妇人妊娠病脉证并治》，言："妇人腹中疞痛，当归芍药散主之"，药用"当归三两，芍药一斤，茯苓四两，白术四两，泽泻半斤，芎劳半斤"，这首方剂中的芍药用量最大，有一斤之多。除了经方之外，提起抑木扶土法，马上可以联想到的一首著名方剂是痛泻要方，出自《丹溪心法》，方药组成为"防风一两，白芍二两，炒白术三两，陈皮一两半"，主治肝木乘脾，痛泻不止，其中防风与白芍的比例同样为一比二。

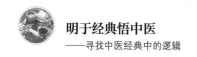

　　以上六方我称之为"倍用芍药方"，凡是临证用之，芍药一定要倍用。从方证对应的角度来讲，六方主治的病症有一个共性，那就是"腹痛里急"，通过倍用芍药平抑过旺之肝木，从而起到缓急止痛的作用。这里就存在一个问题，既然芍药有"苦泻木"的作用，为什么却称之为"抑木扶土"，而不称为"泻木扶土"？王旭高在《西溪书屋夜话录》中专门列出了"泻肝"之法，言："泻肝，如龙胆泻肝汤、泻青丸、当归龙荟丸之类。"通过比较就可以得出，芍药的气味综合体验虽然微苦，但与泻肝之法的"苦"不可同日而语。《金匮要略》当归芍药散方中白芍用量达到一斤之多，张仲景却依然将其用于治疗妇人妊娠腹中痛，通过这个角度也可以反映出芍药的苦泄力量偏柔和。因此，抑木法与泻木法比较，二者性味属性在"苦"的程度上要轻，若桂枝加芍药汤倾向于抑木之法，那么，桂枝加大黄汤则倾向于泻木之法，这也是"大实痛者，加大黄"的原因。

　　桂枝加芍药汤、痛泻要方、当归芍药散、建中汤（小建中汤、当归建中汤、黄芪建中汤），这四个方子之间进行比较，方药的化合属性由"泻实"慢慢向"补虚"过渡。其基本理法都是辛与酸苦之比为1∶2，正如《素问·脏气法时论》言："肝欲散，以辛补之，以酸（苦）泻之；肝苦急，以甘缓之。"四个方子之间最主要的差别在于"甘温"之品的运用，甘味之品无出其右者非饴糖莫属，为水谷之精华，正所谓"甘主缓，甘补虚"，这也是为什么《金匮要略·血痹虚劳病脉证并治》中小建中汤和黄芪建中汤能够治疗"虚劳"以及当归建中汤可以治疗"妇人产后虚羸不足"的原因。

　　下面再探讨抑木扶土法对应的脉象，《素问·举痛论》言"寒气稽留，炅气从上，则脉充大而血气乱，故痛甚不可按也"，此处的"脉充大而血气乱"虽然不是直接说脉象，但却将脾络不通、气血交争的状态表达得淋漓尽致，后世医家亦常用"木气盗泄或木失冲和"来形容，因此，寸口上的脉象亦多呈现出弦大有力或弦紧弹手之象。这四个方子对应的脉象有何差别？我的临床体会如下：若寸口弦大有力或者弦紧弹手，同时伴见腹痛里急的症状，桂枝加芍药汤主之。若寸口弦大有力，而伴见"痛泻"的表现，可用痛泻要方。若脉弦或者呈现弦弱之象，可用当归芍药散主之。若"寸口脉弦而大，弦则为减，大则为芤，减则为寒，芤则为虚，虚寒相搏，此名为革"，《金匮要略》形容此症状为"虚劳里急"，当用建中系列方，补用甘（饴糖是水谷之精华），佐助用苦，益用辛药。抑木扶土法的总体脉象是"胃气"相对较弱，因为木旺克脾土，脉象便因此失去冲和之气，虚弱到一定程度就变成革脉了。在前文《脉理求同》一章中，我们谈到了镇肝熄风汤对应的脉象，《医学衷中参西录》描述为"弦长有力"，脉势为气血上冲之象，其本质为上盛下虚造成肝木之气上冲，故寸口呈现出弦大弹手的应指感觉。相比较而言，"肝气过旺"比"肝气上冲"要温和一些，因此，抑木之法的脉象气血冲突较"弦长有力"要缓和一些。

酸甘化阴

芍药甘草汤是《伤寒论·辨太阳病脉证并治上》中用来治疗脚挛急的方子，后世医家多用"酸甘化阴，柔筋止痉"来分析。要知道《黄帝内经》中只有"辛甘发散为阳，酸苦涌泄为阴"的记载，并未对四气五味性味化合的具体内容做相关论述。追根溯源，"酸甘化阴"之说其实来源于成无己，《注解伤寒论》在探讨芍药甘草汤时，言"酸以收之，甘以缓之，故酸甘相合，用补阴血"，这便是"酸甘化阴，辛甘化阳"概念的由来。学习经典，我们对待注家的态度应该是用来启发思考，绝不能代替经典，更不是标准答案。只有将经典内容融会贯通，逻辑自洽，临床才能知常达变。前面我们一直在分析芍药"微苦轻泄"的机理，那么《伤寒论》中其他配伍芍药的方剂按照"苦泄"的理法思维在逻辑上都可以讲通吗？芍药性味是不变的，其机理不能左右摇摆，一会儿"微苦轻泄"，一会儿"酸甘化阴"，搞双重标准，我认为这不是一以贯之，也不是理法求真。曹颖甫在《伤寒发微》中对芍药甘草汤的注解另辟蹊径，言："胫拘急为血随阳郁，不能下濡筋脉，故用疏营分瘀滞之芍药，合甘缓之甘草，使血得下行而濡筋脉，而两脚乃伸。"我非常赞同曹氏提出芍药"疏营分瘀滞"的观点。再观《金匮要略·疮痈肠痈浸淫病脉证并治》的排脓散，药用"枳实十六枚，白芍六分，桔梗二分，鸡子黄一枚"，方中芍药的用意以"疏营分瘀滞"的观点来解释，其内在逻辑是不是更为合理？

桂枝汤，乃群方之首，调和营卫之方。《伤寒论》中仲景对其病理机制

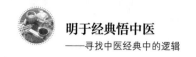

的解释用到了两个词：一是"阳浮而阴弱"（在《康平本伤寒论》中这一句是"脉阳浮而阴弱"，将其作为脉象的描述）；二是"荣弱卫强"。不管是作为病机，还是脉象描述，我想这两个词都很好地将"营阴外泄，卫无所依"的气血状态表达出来了。为了达到"营卫和"的目的，桂枝汤中的白芍作用于肌腠，起到"苦泄疏营"的功效，从而改变"卫强荣弱"的局面。我认为这比单纯用"辛甘化阳，酸甘化阴"的解释更加契合临床，更能体现理法思维。

通过以上分析，便可以将芍药"微苦轻泄"的理法思维一以贯之了。若把桂枝汤与桂枝加芍药汤进行比较，就能直观地体现出"中药不传之秘在于药量"的精髓，芍药倍用与否改变的是整首方剂的"药势"：常量用之，作用部位为肌腠，起到"苦泄疏营"的作用，从而调和营卫；倍用之，作用部位就在中焦脾络了，起到"破阴结，通脾络"的作用，从而治疗腹痛里急。顺着这个思路，再观《金匮要略》排脓散，芍药用量为常量，作用部位为肌腠；若将排脓散中白芍加量，作用层次是不是便可加深，可以用来治疗脏腑的脓血？我曾经治疗过一例化脓性阑尾炎，药用薏苡附子败酱散合排脓散加减治疗，药用生薏苡仁40克，香附12克，炮附子3克，败酱草30克，桔梗10克，赤芍30克，炒枳实20克，丹皮15克，疗效确切。因为没有积累太多类似脏腑脓血的病例，此理法思维仅作抛砖引玉之用，但这些理法的内在逻辑是不是都值得去玩味思考？

赤、白芍之争的思考

《神农本草经》中只有"芍药"的记载，陶弘景在《本草经集注》中首次按形态将芍药分为两种，言："今出白山、蒋山、茅山最好，白而长大，余处亦有而多赤，赤者小利。"直到明代开始，赤芍与白芍的功效开始明确分开，如《本草纲目》言"白芍药益脾，能于土中泻木。赤芍药散邪，能行血中之滞"，《本草求真》言"赤芍与白芍主治略同，但白有敛阴益营之力，赤则只有散邪行血之意；白则能于土中泻木，赤则能于血中活滞"。可以说，"赤芍偏于祛邪，白芍偏于补虚"这种共识性的说法一直沿用至今。

前文已经详细谈论了芍药"微苦轻泄"的作用机理，而且陶弘景在认识到芍药分赤、白两种的情况下，《名医别录》中对其功效的定位依然从"苦泄"的角度来进行讨论，借用黄宫绣在《本草求真》中的话来说，"赤芍与白芍主治略同"。至于古人说白芍偏于补虚益阴，其根本原因在于白芍较赤芍在性味属性上更加柔和，这可能与白芍"微酸"具有相关性，可以说，"酸苦涌泄为阴"这句话在白芍自身都可以得到体现。白芍与赤芍皆不属于味厚之品，但芍药之用是取其味而非取其气，故《伤寒论》方中配伍芍药用量一般较大，在大量应用的情况下，赤、白芍二者的"药势"区别不大。明代《金镜内台方议》言："桂枝加芍药汤，乃下之腹满时痛，属太阴，此脾虚也，故用白芍补之；桂枝加大黄汤，乃下之因尔腹大实痛，乃脾气实也，故用赤芍加大黄以利之。"虽说仲景时代的赤、白芍还未分开，但也不可能出现赤、白芍性味属性截然相反，功效反差如此之大的现象。我认为，这种逻辑思维只是在玩弄补与泻的文字游戏，是对医理的一种臆想而已。

那么，《伤寒杂病论》中的芍药是白芍还是赤芍？这引发了后世医家的一系列争论，大家各抒己见，莫衷一是。其实明白了二者"轻苦微泄"的理法属性，从临证的角度来看，这个问题已然变得不那么重要了。从历史发展的角度来说，即使考据学能够确认《伤寒论》应用的芍药是白芍或者赤芍，也不应该将其绝对化。

古人治病，限于经济和交通等条件，治病用药基本是就地取材。张仲景出生于河南南阳，生于公元150年左右，公元219年仙逝。在建安年间（公元196—219），被朝廷指派为长沙太守，《伤寒杂病论》这部著作便是于公元210年左右在湖南长沙"大行于世"。也就是说，张仲景在湖南行了十余年医之后，《伤寒杂病论》才正式面世，而《医学衷中参西录》言"白芍出南方，杭州产者最佳……赤芍出于北方关东三省，各山皆有"，可否认为这十年仲景先师临证用的芍药皆为白芍？《金匮玉函经》关于芍药用法有"刮去皮"的记载，而自古以来就有"白芍蒸煮去皮，而赤芍直接晒干"的本草炮制方法。综合产地和炮制方法来推测，《伤寒杂病论》中的"芍药"指代白芍的可能性更大。

酸味之品与肝木的"是非曲直"

——木曰曲直，肝主敷和

我对酸味药产生浓厚的兴趣是从研读《医学衷中参西录》开始的，张锡纯对山茱萸的理解真可谓登峰造极，言："山茱萸得木气最厚，味虽敛，而性仍条畅。酸性之中大具开通之力，以本性喜条达故也。《神农本经》谓主寒湿痹，诸家本草多谓其能通利九窍。其性不但补肝，而兼能利通气血可知。若但视为收涩之品，则浅之乎视山茱萸矣。"正因为山茱萸，让我对《医学衷中参西录》爱不释手，十分怀念当年背着经典到处找自习室的大学时光以及一口气将《医学衷中参西录》读完四遍的快意畅然，正如陈师道有诗云："书当快意读易尽，客有可人期不来。世事相违每如此，好怀百岁几回开？"

从《医学衷中参西录》对山萸肉淋漓尽致的表达中可以提出两个问题：一是，为什么酸味虽敛，而性仍条畅？二是，《黄帝内经》谓"风生木，木生酸，酸生肝"，酸味药与肝木之间的是与非为何？

"木曰曲直"中的生机

《神农本草经》记载的酸味药主要有：山茱萸、酸枣仁、乌梅（梅实）、五味子、牛膝、郁李仁。

山茱萸，味酸平，主心下邪气，寒热，温中，逐寒湿痹，去三虫。

酸枣仁，味酸平，主心腹寒热邪结气聚，四肢酸疼，湿痹。

乌梅（梅实），味酸平，主下气，除热烦满，安心，肢体痛，偏枯不仁，死肌，去青黑痣、恶肉。

五味子，味酸温，主益气，咳逆上气，劳伤羸瘦，补不足，强阴，益男子精。

牛膝，味苦酸，主寒、湿痿痹，四肢拘挛，膝痛不可屈伸，逐血气伤，热，火烂，堕胎。

郁李仁，味酸平，主大腹水肿，面目四肢浮肿、利小便水道。

总结上述酸味药的主治功效能够发现一个"通"性规律：山茱萸据《本经》记载可以逐寒湿痹，《名医别录》有山茱萸可"通九窍"之言，《日华子本草》谓山茱萸"除一切风，逐一切气，破症结"。酸枣仁据《本经》记载可以主治四肢酸疼、湿痹，《本草思辨录》谓"酸枣丛生而气薄，气薄则发泄，味酸亦泄"，李士懋在《相濡医集》中亦有重用酸枣仁治疗痹症的记载。乌梅据《本经》记载不仅可以下气，还可以治疗偏枯，去恶肉，重庆名老中医龚志贤发扬光大了《济生方》中"济生乌梅丸"（药用乌梅、白僵蚕，治大便下血如神）的作用范围，用以治疗赘肉、息肉，疗效确切，四川名老中医江尔逊亦有乌梅丸治疗膜胀的精彩论述。牛膝据《本经》记载可以主寒湿痿痹，也可逐血气伤。郁李仁据《本经》记载可以利水道，主水肿，陈士铎《本草新编》亦有"郁李仁能去头风之痛"的言论。

由此可见，张锡纯一句"酸性之中大具开通之力，以本性喜条达故也"，如醍醐灌顶一般。对于药性与主治功效之间的本末关系，《医学衷中参西录》的态度也十分明确，谓："明其气味，主治之理即寓其中矣。"故借用张锡纯之言，但视酸味药仅为收涩之品，则浅之视乎矣。那么，为什么酸性之中大具开通之力？

《尚书·洪范》曰"木曰曲直……曲直作酸"，《说文解字》注解曰"曲，象器曲，受物之形……不直曰曲"，"直，正见也……正直为正，正曲为直"。不直曰曲，却要正曲为直，因此，"曲直"本身就是一种冲突，因冲突而生"变"，在生理状态下，"变"生条达之性；在病理状态下，则"变"生郁、怒之气。《素问·灵兰秘典论》言："肝者，将军之官，谋虑出焉。"人在什么情况下最容易产生谋略？应激状态！正所谓"急中生智"也，那种力挽狂澜的不屈，置之死地而后生的劲头，便是"曲直"。古人为什么把"将军之官"与"谋略出焉"放在一起呢？我想，明白了"木曰曲直"，就可以破解此密码。曲直，意味着冲突，因冲突而生"变"，因变

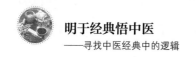
而有生机，生机便是开智的钥匙，故生谋略。人生哪个阶段属于开智的阶段？气血方盛之时。《论语·为政》："子曰：吾十有五而志于学，三十而立，四十而不惑，五十知天命，六十而耳顺，七十而从心所欲，不逾矩。"我们在年轻求学的阶段（十又五），气血方盛，生机旺盛，内心的冲突会让自己不断产生一个又一个念头，这些念头就是"智"或"变"。等到了三十岁的时候就不能再有那么多的念头了，这时候就要立志，孔夫子称之为"三十而立"。《大学》言："知止而后有定。""三十而立"的过程便是知止，找准了人生方向，便不会再有那么多的念头加持。为什么说大智若愚呢？小聪明不断的人，一定不是真正智慧的人，我们可能只知道前半句"急中生智"，殊不知，后半句便是"定静生慧"。《大学》继续言："定而后能静，静而后能安，安而后能虑，虑而后能得。"三十而立之后，要追求"定静"的能力，不因是非曲直而生"变"，如此人生方可有得。

"木曰曲直"之意象，最初来源于树木曲枝向外伸直发散的生机现象。想象一下：弯弯曲曲的枝条，透着生机的萌芽，尽情向外伸展，由曲变直，那股生命的劲头，多么形象！这是最能体现"肝木"特点的文字，非常传神，我认为比"肝为刚脏"的描述贴切许多。曲直而作酸，故酸味药蕴透着欣欣向荣的生机，大具条达之性，这就揭示了"酸味虽敛，而其性仍调畅"的本质内涵。果实在未成熟之前味道一般都是酸的，意味着生机旺盛，假以时日，酸味慢慢变成了甜味，其补益之性就加大了。为什么孕妇喜欢吃酸味食物？西医学认为，女性在怀孕之后，胎盘会分泌一些绒毛膜促性腺激素，这种激素具有一定的抑制胃酸分泌的作用，可使胃酸分泌量减少，从而导致消化能力降低，吃了酸味食物之后便可有效恢复胃黏膜对胃酸的分泌。那么，从中医文化的角度怎么解释？这就是生机！同气相求，胎儿与萌芽一样蕴含着生机勃勃。

自古有"涩为酸之变""涩附于酸"之说，可以说是非常有道理的。幼果往往品尝起来是"生涩"或"酸涩"的感觉，未成熟的孩子亦常用"羞涩"的字眼来形容，因此，"酸涩"当中也是蕴藏着含苞待放的生机。"曲直""酸涩"都有生机盎然之意，但有一个词体察的不是生机勃勃，却是揪心的痛楚——苦涩，这就说出了"酸"与"涩"的本质区别。涩可以依附于酸作为兼味存在，但涩味却不能与酸相提并论。一提到酸味，不由自主想到望梅止渴，口舌生津；一提到涩味，不由自主想到的却是草木灰，口中黏腻，生气全无。很多药品采用"中药炒炭"的炮制方法，比如棕榈炭、茜草炭等，为什么可以增加其固涩止血的作用？炒炭者，焦苦也，我认为其本质就是增加了涩味，从而其收敛固涩之理即寓其中矣。后世本草一般都用"苦、涩"来描述这类药的药性，如《本草纲目》言："棕皮性涩，若失血去多，瘀滞已尽者，用之切当，所谓涩可去脱也"，《本草经疏》曰："棕榈炭，其味苦涩，气平无毒。《本经》主诸病皆烧灰用者，凡血得热则行，得黑灰则止……苦能泻热，涩可去脱。"因此，未成熟的"酸涩"和烧成灰的"苦涩"俨然形成一种对比，涩味中绝没有生机可言。

曲直汤与酸枣仁汤的理法

张锡纯有一首非常低调的方子，将"酸性之中大具开通之力"与"木曰曲直"的医理发挥得淋漓尽致，名曰曲直汤，主治"肝虚腿疼，左部脉微弱者"，药用"萸肉一两，知母六钱，生乳香、生没药三钱，当归三钱，丹参三钱"。

兹引《医学衷中参西录》医案一则："曾治一人，年三十许，当大怒之后，渐觉腿疼，日甚一日，两月之后，卧床不能转侧。医者因其得恼怒之余，皆用疏肝理气之药，病转加剧。后诊其脉左部微弱异常，自言凡疼甚之处皆热。因恍悟《内经》谓'过怒则伤肝'，所谓伤肝者，乃伤肝经之气血，非必郁肝经之气血也。气血伤，则虚弱随之，故其脉象如斯也。其所以腿疼且觉热着，因肝主疏泄，中藏相火，肝虚不能疏泄，相火即不能逍遥流行于周身，以致郁于经络之间，与气血凝滞而作热作痛。故以萸肉补肝，以知母泻热，更以当归、乳香诸流通血气之药佐之，连服十剂，热消疼止，步履如常。"

通过上述医案很明显可以看出，张锡纯治疗疾病特别注重理法思维，临证处方注重以脉随法，真可谓理法方药，丝丝入扣。

症状：腿疼，且疼之处似有热感。

脉象：左部脉微弱。

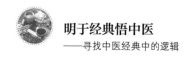
立法：酸补肝为君，辛味流通气血为臣，少佐苦味泻热之标为佐使。

加减法：若左脉仍不起者，加续断三钱，或更加生黄芪三钱，以助气分亦可；觉凉者，可减知母。

张锡纯在文中提醒得非常好，"过怒则伤肝，所谓伤肝者，乃伤肝经之气血，非必郁肝经之气血也"，这就说明"郁肝经之气血"引起的腰腿痛是常见病机。我在临床中治疗腰腿痛，常选用的两个方子便是柴胡桂枝汤和曲直汤，可以说效如桴鼓。二者的本质区别，正如锡纯所言，一者肝郁不能疏泄，左关脉弦显；一者肝虚不能疏泄，左部脉微弱。根据气血状态的不同，从而决定了君药是用"柴胡、黄芩"，还是"山萸肉、知母"。曾用曲直汤治疗一例重症股骨头坏死让我印象深刻，就诊时患者只能被动坐轮椅，生活几乎不能自理，按其脉，左部脉微弱无力，遂处以曲直汤加生黄芪、巴戟天，复诊时调整乳香、没药（因为口感差），以川芎12克代替，守方治疗2月余，患者生活基本能自理。

附方：山萸肉60克　　知母12克　　当归15克　　丹参20克

乳香6克　　　没药6克　　　生黄芪20克　　巴戟天20克

另外，陈士铎在《辨证录》中有一首养筋汤，组方理法也非常有意思，药用"白芍、熟地、麦冬各一两，酸枣仁、巴戟天各三钱"，与柴胡桂枝汤、曲直汤放在一起讨论，我想，这三个方子便是探讨肝与筋关系的缩影。何时调肝气，何时荣肝血？《素问·脏气法时论》云："肝欲散，急食辛以散之，用辛补之，酸泻之。"这里所谓的"辛补与酸泻"与"辛甘发散为阳，酸苦涌泄为阴"内在逻辑是一致的，即顺其性为补，逆其性为泻，针对的是肝"用"。肝气升发疏泄过度容易导致肝血耗伤，酸既能够收敛肝气横逆之势，又能补肝养血，故《素问·至真要大论》所言的"夫五味入胃，各归所喜，故酸先入肝"，针对的是肝"体"。

从理法思维上来看，《医学衷中参西录》曲直汤与《金匮要略》酸枣仁汤完全相同，只不过曲直汤较酸枣仁汤流通气血力量更强。《金匮要略》言"虚劳虚烦不得眠，酸枣仁汤主之"，药用"酸枣仁二升，知母二两，川芎二两，茯苓二两，甘草一两"，再次借锡纯之语，若仅视酸枣仁汤治疗失眠，此轻视酸枣仁汤也。谈论曲直汤，张锡纯的落脚点是"肝虚腿疼"，但我们可以将其引申为"肝虚腿烦""肝虚腿无力"等，临床上经常碰到不安腿综合征的患者，综合舌脉，若辨证为肝虚腿烦者，应用酸枣仁汤治疗，疗效确切。方中酸枣仁一定要重用，常用量一般为 60 克，与曲直汤中重用山萸肉一样，正是取其"酸性之中大具开通之力"，《神农本草经》谓酸枣仁可以主"四肢酸疼"，正是此意。

肝主敷和

张锡纯在谈论曲直汤时，言："肝虚不能疏泄。"这里可以提出一个非常重要的生理病理问题：肝主疏泄，到底疏泄什么？《临证指南医案·肝风》言："肝为风木之脏，因有相火内寄，体阴用阳，其性刚，主动、主升，全赖肾水以涵之，血液以濡之。"《中医基础理论》采纳了叶天士的观点，将肝脏的生理功能归纳为"肝体阴而用阳"。对于其理论内涵的注解基本上是延续了民国秦伯未老的论述：肝体阴，主要指肝主藏血，以血为本；肝用阳，主要指肝主疏泄，以气为用。因此，"肝主疏泄"实质上谈论的是肝"用"，当代概念泛指肝脏通过肝气疏通畅达全身气机，若肝气不舒，对应的治疗方法便是疏肝法。

其实，"疏泄"的本意追根溯源并不是言此。"疏泄"一词最早来源于《素问·五常政大论》，岐伯曰："发生之纪，是谓启陈。土疏泄，苍气达，阳和布化，阴气乃随，生气淳化，万物以荣。"很明显，这句经文是在描述"启陈"的概念，此处的"疏泄"绝不是直接形容肝的功能。"土疏泄，苍气达"，二者合起来看，"疏泄"是用来形容木气升达，土体得以疏通的状态，与《素问·脏气法时论》"木得土而达"是同一意思。直到金元时期，朱丹溪才明确将肝与"疏泄"联系到一起，《格致余论·阳有余阴不足论》言："主闭藏者肾也，司疏泄者肝也，二者皆有相火，而其上属于心。心，君火也，为物所感则易动，人动则相火亦动，动则精自走，相火翕然而起，虽不交会，亦暗流而疏泄矣。"这段引文中，两处言及"疏泄"，说了两个意思，一是指肝气对肾精的生理作用，二是指相火妄动的病理现象。直到清人陈梦雷注解《黄帝内经》，才明确提出"肝主疏泄"的生理功能，有通达、宣泄之意，以上便是"肝主疏泄"内涵表达的历史演变过程。也就是

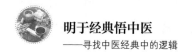
说，现在老生常谈的"肝主疏泄"，其概念的明确仅仅是从清代开始的。

那么，《黄帝内经》中有没有记载肝木的生理病理？有，而且非常清楚。在《素问·五常政大论》开篇，黄帝描述了"太虚寥廓，五运回薄，衰盛不同，损益相从"的现象，于是谈论了著名的"三气之纪"，也就是"平气""不及"和"太过"。其中，平气状态下"木曰敷和"，不及状态下"木曰委和"，太过状态下"木曰发生"。在"太过"的运势下，岐伯曰："发生之纪，是谓启陈。土疏泄，苍气达，阳和布化，阴气乃随，生气淳化，万物以荣。"因此，这里的"土疏泄"其实是表达运气太过下的生理病理现象。对比来看，在"平气"的运势下，岐伯描述了"木曰敷和"的状态，言："敷和之纪……阳舒阴布，五化宣平，其气端，其性随，其用曲直，其化生荣……其令风，其脏肝……其味酸。"再结合《素问·阴阳应象大论》所言"东方生风，风生木，木生酸，酸生肝……在脏为肝"，《素问·气交变大论》所言"东方生风，风生木，其德敷和，其化生荣，其政舒启"，从《黄帝内经》这三篇文章很明显可以总结得出："肝主敷和"实质上就是表达了肝的生理功能——阳舒阴布，其化生荣。《黄帝内经》也用了"其用曲直"来形容这种"敷和"状态，这与《尚书·洪范》的"木曰曲直"便有了很好的呼应。因此，肝木"阳舒阴布、其化生荣"的生理特性很好地赋予了"木曰曲直"的内涵。

我认为，"肝主疏泄"一词只是在漫漫历史长河中文字的一种演变形式而已，对于肝气通畅条达生理功能的表达远不如"肝主敷和"更贴切直接。因此，我们不妨这样表述，肝木的生理功能是"肝主敷和"，而肝木的特性则可以直接描述为"其用曲直"。至于肝木与他脏的关系，其实经典表达得也很清楚，最密切的莫过于肝木与脾土、肝木与肾水的关系。若土气壅滞，这时候"苍气达"才能使"土疏泄"，故《内经》谈论的"启陈"状态其实表达的就是肝木与脾土的关系。若肾气壅滞，也要舒展肝气以疏泄之，上文朱丹溪谈论的"疏泄"正是描述肝木与肾水的关系。后世傅青主创立了经典名方定经汤将此理论应用于临床，言："肝郁而肾不无缱绻之谊，肝气之或开或闭，即肾气之或去或留，相因而致。"民国张锡纯亦有"肝气能下达，故能助肾气之疏泄"之说。

风药为疏肝正药

提起疏肝药，通常会想到柴胡，中药柴胡现在已经约定俗成地成为疏肝药的代表。参阅古代文献，《景岳全书》首次创立了经典名方柴胡疏肝散，后世《证治准绳》《张氏医道》《医学传灯》等也记载了类似版本的柴胡疏肝散，这就在方名中将柴胡与"肝主疏泄"紧密地联系在一起。其实，明白了"肝主敷和""其用曲直"的生理基础，就不会一提到"疏肝药"就只想到柴胡。我认为李东垣的风药，"禀少阳春生之气"，才是真正意义上的疏肝药。

"风药"的命名，最早源于李东垣的《脾胃论》，言"如脉弦者，是风动之证，以风药通之"，但其概念的形成其实源于易水学派掌门人张元素的《医学启源》。张元素发挥《素问·阴阳应象大论》中关于药物"寒热升降、气味厚薄"的理论，同时结合五运六气中"风为木运，肝所主时"机理，提出"药类法象"的理论，进而提出"风升生"的观点，曰："风升生，味之薄者，阴中之阳，味薄则通。"作为弟子，李东垣将"风升生"理论进一步完善和发挥，结合《内经》"人以胃气为本"的思想，将肝胆春升之气与脾胃斡旋气机、化生荣养的功能紧密联系在一起，创立了风药用于治疗脾胃内伤的理论体系。李东垣正式确立了"风药"这一称谓，指味薄气轻、具有轻扬上升发散之性的药物，将升麻、柴胡、羌活、防风、藁本、葛根、川芎、独活、白芷、荆芥、细辛、蔓荆子、麻黄、薄荷等20味中药称之为"风药"。

《素问·阴阳应象大论》云："风气通于肝。"根据张元素理法思维，"风药"味薄轻清，禀轻灵之性，法象春风之和煦轻扬，彰显木气升发之象，或为上部引经之药，在脏腑以应肝胆，正如李东垣在《脾胃论》中言："禀少阳春生之气。"白居易有诗云："春风吹又生"，我们想象一下春天"阳舒阴布"的状态：阳舒，正是风气舒展之意；阴布，则为"其化生荣"之貌。这种生机盎然的抒发便是"敷和"。因此，风药的运用可以顺应肝胆升发的特性，促进肝木条达升发，这不就是"疏肝"的意义吗？有学者表达了麻

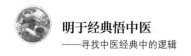
黄色青中空，有直冲云天之象
（如图13所示），是疏肝力量最
强的药物，我认为逻辑是合
理的。

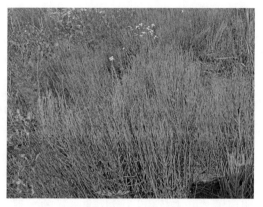

图13　麻黄（摄于内蒙古巴林右旗）

在李东垣的理论体系中，
柴胡也是"风药"中的一种，
其创立的著名方剂补中益气汤
和升阳益胃汤等都用到柴胡，
用量都不大。李东垣在谈论柴
胡性味功效时，言："柴胡苦
平，味之薄者，阴中之阳，引脾胃中清气行于阳道及诸经，生发阴阳之气，
以滋春气之和也"。综观李东垣组方原则，柴胡基本都是佐药，用量较小，
主要起到"启阴交阳"的作用（详看下一章《柴胡性味理法刍议》）。"风
药"味薄轻清，效之用取其气，而非取其味，就决定了药物用量一定不能
太大。反观《伤寒论》中以小柴胡汤为代表的柴胡剂，柴胡用量动辄八两，
很明显可以看出，"和解表里之半"的理法思维与"启阴交阳"的作用机制
不同。因此，柴胡量小，味薄轻清，可以起到"风药"的作用，"禀少阳春
生之气"；柴胡量大，味厚轻泄，和解表里之半，则有"去寒热邪气，推陈
致新"之意。

综上，令气机敷和舒启，禀春生之气的"风药"才是疏肝的正药。不
能因为经典名方柴胡疏肝散，就认为柴胡是疏肝的代表药物，大量柴胡是
"和解少阳"的主药，而小量柴胡才具有"风药"的特性。如此看来，张元
素"风升生"之言，是对"肝主疏泄"的真正理解。

柴胡性味理法刍议

——推陈致新，或启阴交阳？

柴胡在临床上应用频率非常高，如果中药搞选秀比赛的话，柴胡注定是要名列前茅的。历史上以柴胡为君药的名方层出不穷，夸张一点说，柴胡剂占据着"方剂界"的半壁江山。柴胡真正出名是因为张仲景，一本《伤寒论》捧红了很多中药，柴胡绝对是其中最耀眼的明星之一，久红不衰。《伤寒论》中记载的柴胡剂共有七首：小柴胡汤、大柴胡汤、柴胡加芒硝汤、柴胡桂枝汤、柴胡加龙骨牡蛎汤、柴胡桂枝干姜汤、四逆散。

任何人或物太出名了之后，从来不缺乏争议，柴胡也不例外。且看曹雪芹的妙笔生花，《红楼梦》第八十三回写道：

王大夫说道："六脉皆弦，因平日郁结所致。"……王大夫便向紫鹃道："这病时常应得头晕，减饮食，多梦，每到五更，必醒个几次。即日间听见不干自己的事，也必要动气，且多疑多惧。不知者疑为性情乖诞，其实因肝阴亏损，心气衰耗，都是这个病在那里作怪。不知是否？"紫鹃点点头儿……王太医吃了茶，因提笔先写道：六脉弦迟，素由积郁。左寸无力，心气已衰。关脉独洪，肝邪偏旺。木气不能疏达，势必上侵脾土，饮食无味……姑拟黑逍遥以开其先……贾琏拿来看时，问道："血势上冲，柴胡使得么？"王大夫笑道："二爷但知柴胡是升提之品，为吐衄所忌。岂知用鳖血拌炒，非柴胡不足宣少阳甲胆之气。以鳖血制之，使其不致升提，且能培养肝阴，制遏邪火。所以《内经》说：'通因通用，塞因塞用。'柴胡用鳖血拌炒，正是'假周勃以安刘'的法子。"

如此文字，恐怕也只有柴胡这种"大腕儿"才能让文人骚客们不吝惜笔墨，而且将柴胡富有争议的"升提劫阴"之说描述得张力十足，并带着些许神秘感。柴胡，往小了说是一叶扁舟泛江河，徜徉于本草之野；往大

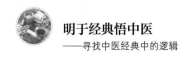

了说则是一艘巨轮任湖海，扬名立万"柴胡医"。故有关柴胡的理法，不可不通。

柴胡主升？主降？

柴胡的功效总结为：解表退热、疏肝解郁、升举阳气。这种将药物功效"集、大、全"的思维是以方论药，我认为值得商榷。关于柴胡的性味属性，自古有"柴胡性烈而发散"之言，亦有"柴胡性苦推陈致新"之说，那么，柴胡是主升，还是主降？

《神农本草经》曰："柴胡，味苦平。主心腹，去肠胃中结气，饮食积聚，寒热邪气，推陈致新，久服轻身，明目益精。"书中将柴胡列为上品药，性平味苦。《名医别录》对《本经》有所补新，言："柴胡，微寒，无毒。主除伤寒，心下烦热，诸痰热结实，胸中邪逆，五脏间游气，大肠停积水胀，及湿痹拘挛，亦可作浴汤。"透过本草经典可略见一斑，秦汉时期古贤对于柴胡的认识，以涤荡推陈为主。《神农本草经》中记载了三味药物具有"推陈致新"的作用：柴胡、大黄和消石（芒硝）。基于此，有学者提出"柴胡主降"的观点。

至于"柴胡主升"之说，主要来源于易水学派。张元素在《医学启源》中言："柴胡，阳也，升也，少阳经分药，能引胃气上升，以发散表热。"李东垣遵《内经》"劳者温之，损者温之"之法，基于"脾气虚弱，清阳下陷，阴火上乘"理论创立了补中益气汤，对方中配伍柴胡、升麻的用意作注释曰"此二药乃味之薄者，阴中之阳，为脾胃之气下溜，上气不足，故从阴引阳以补之""引脾胃中清气行于阳道"。基于此，有学者提出"柴胡主升"的观点。

前文在谈论本草性味与功效时，强调中药的功效是"末"，性味才是"本"。因此，想要了解本草的药性功效，一定要体察本草的性味。在常用的中药里，最像"茶"的本草我认为便是柴胡，打开柴胡的密封药包或者拉开盛满柴胡的抽屉，会有一股淡淡的清凉香气扑鼻而来——味薄性平，微苦淡香。李东垣谈论柴胡时，言："柴胡苦平，味之薄者，阴中之阳，引脾胃中清气行于阳道及诸经，生发阴阳之气，以滋春气之和也。"综观李东垣组方原则，柴胡基本都是佐药，用量较小，且羌活、柴胡与黄柏合用频次很高，既能升清，又能清泻阴火，降浊阴。脾胃虚弱，脾不散精，郁热内生，故"谷气下流"，发为"阴火"（详看下一章《基于经典理法思维观"阴火"理论》）。因此，柴胡非"主升"之论，而是起到"启阴交阳"的作用。如果非要给"风药"实力加一个排名的话，柴胡辛散之性不及羌活、防风，弄不好得倒着从后数；阴火重者，柴胡苦泄力量又不及芩、柏之属。但在张仲景的心中，柴胡又是治疗少阳病的绝对主力，其用量也最大，柴胡的性味属性对整个柴胡系列方的"药势"起到主导作用，这与东垣方中柴胡"启阴交阳"完全不同。对于少阳病的治疗，《伤寒论》言"不可吐下，吐下则悸而惊"，"少阳不可发汗，发汗则谵语"，也就是说，少阳病的治疗原则是不可发汗、峻下以及涌吐，只能用和法。因此，片面地认为柴胡"主升"和"主降"其实都立不住脚。

柴胡，味苦气平，就像人体的胆腑一样，是"中正之官"，不偏不倚，其性味属性就决定了其作用部位位于半表半里，不主升，亦不主降。用好柴胡的"不传之秘"就在于其用量大小，这对"药势"有决定性意义：用量小，气味薄一些，微苦淡辛，作用部位浅一些，但不及麻、桂，起到启阴交阳、升清降浊的作用，可以"去结气"；用量大，气味厚一些，偏于苦泄，作用部位深一些，但不及连、柏，清泄力量强一些，起到"推陈致新"的作用。整体来看，柴胡的作用部位终究都在半表半里这个层次，一个"和"字淋漓极致地表达了柴胡的圆机之妙，为医者不可不知。

柴胡剂的用量思考

自《汉书·律历志》把铢、两、斤、钧、石这五个单位命名为"五权"之后，名称就相对统一起来，直至唐代都没有改变。结合梁·陶弘景在《名医别录》中的记载，"分剂之名，古与今异，古无分之名，今则以十黍为一铢，六铢为一分，四分成一两"，由此可以推导出当时的度量进位方法为：十黍为一铢，六铢为一分，二十四铢为一两，十六两为一斤，三十斤

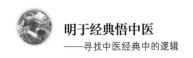

为一钧，四钧为一石。大约到了宋代，权衡的改制开始废弃了铢、黍等名称，并以十进制为基础，其重量单位名称自大到小依次为石、钧、斤、两、钱、分、厘、毫，且宋制衡量一直沿用至元、明、清，很少改易。将度量衡的历史演变过程进行浓缩，可以发现度量衡在中医药方面就相对简单很多，基本上宋代以前是汉制，宋代之后便是宋制。

关于经方的现代剂量对应，肯定要从汉制着手。1981年考古发现了汉代度量衡器"权"，以此来推算古方剂量，解决了中医史上古方剂量的一大疑案。现在比较权威的资料是上海柯雪帆教授考证的汉制换算方法，其中1两=24铢≈15.625克。另外，还有一个考据观点，西汉和东汉都是十六两秤，即一斤等于十六两，西汉时一斤是250克，而东汉是220克，故成书于东汉时期的《伤寒论》中药物剂量1两≈13.8克。也就是说，在汉制的基础上推算，经方一两的现代剂量对应都在10克以上。到了明代，李时珍在《本草纲目》中提出了著名的"古之一两，今之一钱"观点，对后世可谓影响深远，现今通行的《方剂学》教材便是按照1两=3克的观点来折算经方剂量。古语有云："中药不传之秘在于药量。"对于经方药量的把握，量效关系的探讨，尤其值得思考。首先，自明代开始盛行"一剂一服"，但经方大部分是"一剂三服"。其次，古代可能诊治的疾病大多是卒病，今人大多为慢病。基于以上两点，我个人比较赞同南京黄煌教授的观点，用仲景方可按1两=5克的标准换算，这样既可以考虑到当代社会药品安全性问题，也不失经方法度。

观《伤寒杂病论》中柴胡的用量：大、小柴胡汤，柴胡桂姜汤，柴胡用量为八两；柴胡加龙骨牡蛎汤，柴胡桂枝汤，柴胡用量为四两；柴胡加芒硝汤，柴胡用量为二两十六铢；四逆散，各药用量均是十分（折合为二两十二铢）。以上七个方子均可称为柴胡剂，柴胡为君药，对整个方子的"药势"起决定作用。另外，《金匮要略》还有两首方剂用到柴胡，一者薯蓣丸，药用五分；二者鳖甲煎丸，药用六分。这两个方子中柴胡皆为佐助之品，我认为方中配伍柴胡的用义与李东垣补中益气汤中柴胡的定位类同，皆为"启阴交阳"之用。

按照上海柯雪帆教授考证的汉制换算，柴胡用量四两、八两，折合成现在的重量单位约为62.5克、125克。以小柴胡汤为例，《伤寒论》言："柴胡半斤，黄芩三两，人参三两，半夏半升，炙甘草、生姜各三两，大枣十二枚，擘。右七味，以水一斗二升，煮取六升，去滓，再煎取三升，温服一升，日三服。"其中，大枣十二枚是最客观具象的，一枚大枣约 3～5克，大枣 12 枚大约折合为 50 克左右，对比来看，柴胡半斤折合成 120 克是非常合理的。因此，有医者自称开了一个小柴胡汤的处方，但柴胡用量很小（9～15 克），却仍让患者回家自放 12 枚大枣，虽然还是那些药物，但我认为该处方称不上小柴胡汤，整首方剂的性味化合俨然由"苦平"演变成以"甘"味为君了。如果按照 1 两 =5 克进行折算，小柴胡汤中的柴胡用量为 40 克，大枣正好 15 克左右，就算按照《方剂学》的剂量 1 两 =3 克进行折算，柴胡最少也应该用到 24 克。

对于成人，我在临床中应用柴胡剂治疗一般内科疾病时，柴胡用量一般为 24 克，但在应用大柴胡汤时，柴胡用量我认为不得低于 30 克，若急性发热性疾病辨为柴胡证，柴胡一般用量为 40 克。在治疗一般内科疾病时，如便秘，只要患者舌苔厚腻，不论白、黄，我认为柴胡用量不得低于30 克，这里为什么要提到舌苔白腻？《伤寒论》第 230 条言："阳明病，胁下硬满，不大便而呕，舌上苔白者，可与小柴胡汤，上焦得通，津液得下，胃气因和，身濈然汗出而解。"张仲景一般不言舌，但论述小柴胡汤时，特意将舌苔情况列出，描述为"舌上苔白者"，可见仲景非常注重这个问题。遵仲景之意，我临床擅用柴平散，先师诚不欺余哉！若辨为少阳病，察其舌苔白腻，柴胡之法去病最速，舌苔去之也快，如张令韶注曰："可与小柴胡汤，调和三焦之气，上焦得通而白苔去，津液得下而大便利，胃气因和而呕止，三焦通畅，气机旋转，汗出而解也。"这便是《神农本草经》论述柴胡"推陈致新"的作用，也是小柴胡汤治疗便秘的法门所在。

"柴胡劫肝阴"是个伪命题

以上对柴胡剂中柴胡的用量问题作了一个简单的梳理，那么，为什么很多医者不敢放手应用柴胡？我想可能是因为叶天士的"柴胡劫肝阴"之说，误认为柴胡性偏燥，其实不然。

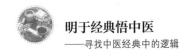

我们大部人可能都误会叶天士了，"柴胡劫肝阴"之说最早不是源于叶氏，而是见于明代张凤逵的《伤暑全书》，其序言载有"柴胡劫肝阴，葛根竭胃汁"之论。叶天士熟谙《伤暑全书》，在《幼科要略》中引用之："若幼科庸俗，但以小柴胡去参，或香薷、葛根之属，不知柴胡劫肝阴，葛根竭胃汁，致变屡矣。"可能因为叶天士声名远扬，故多误认为此论是其首倡，性格耿直的徐大椿便是其中一人，徐氏坚决反对叶天士"柴胡劫肝阴"的言论，骂骂咧咧道："此说何来？此老终身与柴胡为仇何也！"其实联系上下文就可以看出，叶天士之语是为了纠正用药之偏而说的，不能断章取义。正所谓"人参杀人无罪，大黄救人无功"，任何药物都有偏性，对药物的偏见即人心之偏。王孟英深为叶天士愤愤不平，反驳徐大椿道："柴、葛之弊二语，见林北海重刊张司农《治暑全书》，叶氏引用，原非杜撰，洄溪妄评，殊欠考也。"由此可知此说确系非始于叶天士。吴鞠通在《温病条辨》中也有多处禁用柴胡的告诫，如"温病耳聋，病系少阴，与柴胡汤必死"，其实这就跟张仲景告诫后人"桂枝本为解肌，若其人脉浮紧，发热汗不出者，不可与之也，常须识此，勿令误也"是一个道理。考虑到叶天士和吴鞠通的名气，后人读之而恐之，不免对"柴胡劫肝阴"之语有过度解读之嫌，抱着"宁肯无功，切勿有过"的心态，处方用量过于谨慎，如清·张畹香在《医病简要》中言："苏杭人，柴胡、厚朴不能近一钱。"

常言道："砒霜虽是毒药，却能疗愈痼疾；人参号称良药，亦会害死常人。"有是证，用是药，是我们对待中药最基本的态度。也就是说，辨为柴胡证，拿捏准确后，心态上要像孙思邈说的那样，"胆欲大而心欲小"，敢于放手应用柴胡。岳美中说："柴胡为解郁疏肝专用之材，若忽置不用，是治肝病药法中之一大损失。然在用柴胡时亦宜注意其适应范围，无论外感或内伤病，若舌无苔或绛或干，或淡红，脉细数或沉数，均属肝阴不足，当然不宜滥投柴胡……苔白润，脉或濡，并有柴胡证，方可应用。"我认为岳老说得非常冷静、客观。从温病的角度来说，柴胡属于气分之要药，必然局限于治疗气分病的范围。凡是邪入营分、血分而致阴分受损，舌苔偏少或光红无苔者，自然不属于柴胡的主治范围，故柴胡要慎用或禁用，"常须识此，勿令误也"是顺理成章的事情。

其实，叶天士在《温热论》中很明确地表达了这个观点，只是我们后辈不察罢了，言："营分受热，则血液受劫，心神不安，夜甚无寐，或斑点隐隐，即撤去气药。如从风热陷入者，用犀角、竹叶之属；如从湿热陷入者，用犀角、花露之品。"营分受热或渐入血分，阴液耗竭，此时一定要注意"撤去气分药"的问题，如杏、朴、苓之类，不单单特指柴胡。此时若想当然地应用柴胡，不仅只劫肝阴，而是五脏之阴都劫。曾诊治某患者，察其舌，舌质深红少苔，舌中仍有散在白腻苔斑，诊断为温病血分热。考虑到白腻苔斑的问题，于是在生地、玄参之属中，少佐四逆散以期通畅气机，具体方药为：

生地黄30克　　玄参20克　　牡丹皮15克　　北柴胡9克

白芍12克　　炒枳壳9克　　甘草5g

结果服用三剂药后，其舌更加光红无苔。后遵叶天士"入血就恐耗血动血，直须凉血散血，如生地、丹皮、阿胶、赤芍等物"之法，去掉柴胡、枳壳，其势方为缓解。重读《温热论》后，发现叶天士早将此医理说得非常清楚，方体会出"书读百遍，其义自见"的真知灼见。综上，"柴胡劫肝阴"之说，其实是个伪命题，若肝阴耗伤，不光柴胡要慎用，任何辛温药物都要慎用甚至禁用。我认为，"柴胡劫肝阴"背后的核心内涵表达的其实是"有是证，用是药，中病即止"。

大柴胡汤"苦泄"之佐证实录

《伤寒论·辨太阳病脉证并治中》第103条言："太阳病，过经十余日，反二三下之，后四五日，柴胡汤证仍在者，先与小柴胡汤。呕不止，心下急，郁郁微烦者，为未解也，与大柴胡汤，下之则愈。"

《金匮要略·腹满寒疝宿食病脉证并治》第12条言："按之心下满痛者，此为实也，当下之，宜大柴胡汤。"

大柴胡汤药物组成：柴胡半斤，黄芩三两，芍药三两，枳实四枚，大黄二两，生姜五两，半夏半升，大枣十二枚。

这两条经文在描述大柴胡汤的作用时，皆用了一个"下"字，那么，大柴胡汤可归于"下法"？张仲景在《伤寒论·少阳病脉证并治》中明确

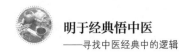

表达了少阳病不能应用下法的治疗原则，言："少阳不可吐下，吐下则悸而惊。"我认为，大柴胡汤虽然可以产生"下"的作用，但与承气汤的"下法"在理法思维上不同，更准确地表达应该描述为"苦泄"法。

中医学将大柴胡汤定义为"和解为主与泻下并用"的方剂，并视其为小柴胡汤的加减方，具体方解为：小柴胡汤为治伤寒少阳病的主方，因兼阳明腑实，故去补益胃气之人参、甘草，加大黄、枳实、芍药以治疗阳明热结之证。追本溯源，这种提法是采纳清代《医方集解》的观点，汪昂言："少阳固不可下，然兼阳明腑实则当下。"既然明确了少阳病无下法，那为什么还要用下法？我认为，这种分析方法完全将"少阳病半表半里"的特点割裂开来，是值得深入探讨的。既然少阳病的部位居于半表半里，那就必然有偏于表之证，亦有偏于里之证，诚如《医宗金鉴》中吴谦立少阳两解法，将大柴胡汤定义为"下中之和剂"，言："柴胡证在，又复有里，故立少阳两解法也。以小柴胡汤加枳实、芍药者，仍解其外以和其内也。去参、草者，以里不虚。少加大黄，以泻结热。倍生姜者，因呕不止也。斯方也，柴胡得生姜之倍，解半表之功捷。枳、芍得大黄之少，攻半里之效徐，虽云下之，亦下中之和剂也。"亦如冉雪峰对大柴胡汤条文中"下之"解释道："少阳为枢……非下阳明乃下少阳，乃是少阳内枢、下枢之意。"因此，病在表里之半，偏于表者，气味当薄一些，以辛苦为法；偏于里者，气味当厚一些，辛苦之中偏于苦泄，但总不离"半表半里、柴胡为君"这个核心，这就将其与阳明腑实的治疗原则区别开来。若将小柴胡汤定义为半表半里的中正标准，四逆散气味偏薄（较小柴胡汤缺少黄芩苦泄佐助），属于"微苦淡辛"之法，作用部位较浅；大柴胡汤则气味偏厚，偏于"苦泄"法，作用部位更偏于里。

关于大柴胡汤，因为王叔和的编次，林亿、高保衡等在其校订的版本方后有注："一方加大黄二两，若不加，恐不为大柴胡汤。"故历来存在大柴胡汤"方中有无大黄"的争论。大柴胡汤气味均偏厚，柴胡、白芍、黄芩、枳实都是苦泄之品，在柴胡"君主"的主持下，作用部位较小柴胡汤更偏于里。若郁滞重，可酌用大黄二两增加苦泄之性，我认为在逻辑上完全可以讲得通，但大黄药量不能过大，否则会影响整个方剂的药性化合（我个人习惯加酒大黄，大黄经酒炮制后可减轻其苦寒之气，与少阳半表半里的特点更协调）；若郁滞尚可，大黄可以不用，同样不会影响整个方剂的"药势"，其他本草如瓜蒌、竹茹、茵陈、陈皮之属我认为都在大柴胡汤合理的加减法范围内。

佐证实录： 在病房收治病人的工作中，有段时间间断收治了不少肠梗阻的患者，其中有三位患者令我印象深刻，腹平片均呈现典型的气液平面，皆诊断为机械性肠梗阻。察舌按脉，舌苔黄腻，脉弦滑，皆辨证为大柴胡汤证，柴胡用量均为40克，分别处方：一者，大柴胡汤原方；二者，大柴胡汤合桂枝茯苓丸；三者，大柴胡汤合己椒苈黄丸。在后续的观察中，这三位患者无一例外地都出现了同一个反应，服用中药后一小时左右感觉肠道有气体向下推，但是推到半路就推不下去了，少腹因而胀得非常难受，不敢下床活动。我想做过肠镜的人都有体会，检查完毕后会腹胀不舒，因为操作的过程中要往肠道内充气撑开肠管以便取得更佳的观察视野，检查结束后肠道会滞留很多气体从而表现出腹胀的症状。因此，患者自行走路时需要弯腰以使腹壁保持舒张状态，医生也会嘱咐其回家后在床上采取肘膝位趴一会儿，很快气体就会排干净，痛苦也就消失了。同理，这三位患者我都建议他们采取肘膝位在病床上趴一段时间，但是排气效果都不明显。并且，三位患者几乎跟我表达了同样的话，只有在病床上弯腰坐着比较舒服，待一段时间后腹内有气体上冲，打个嗝儿，腹胀就缓解了。连续服用中药三天，每天都出现相同的表现，基本上就可以确定这种情况与口服中药呈密切相关性，遂停用中药。这时候腹、盆部增强CT结果也出来了，这三位患者无一例外都确诊了肠道肿瘤。因为结肠肿瘤导致肠道管腔狭窄，在药物的作用下，肠道蠕动增强，但气体向下通过不良，进而引起腹部胀满、气体上冲的表现，由此可以看出大柴胡汤"苦泄"向下推导的力量之强。

衷中参西，辩证看苦泄法

临床实录： 病房收治一患者，老年男性，像孕妇一样挺着大肚子而来，主诉腹胀恶心，已十余天未进食，亦无大便。见到患者后我的第一反

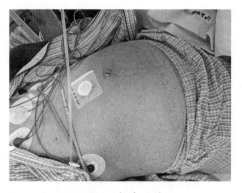

图 14　患者腹部

应，肠梗阻？嘱患者平卧给予查体，腹大如鼓，无腹壁脉络迂曲（如图 14 所示），但叩诊鼓音不明显，移动性浊音阴性，也不是腹水。在等待床边急诊超声的过程中，快速完成了中医四诊信息的搜集，患者舌质苍老，裂纹明显，舌苔黄腻成块，呈腐苔，脉弦滑弹手。当时脑海中便浮现出叶天士在

《温热论》中的话："前云舌黄或浊，当用陷胸、泻心，须要有地之黄，若光滑者，乃无形湿热，已有中虚之象，大忌前法。其脐以上为大腹，或满或胀或痛，此必邪已入里，表症必无，或存十之一二。亦须验之于舌：或黄甚，或如沉香色，或如灰黄色，或老黄色，或中有断纹，皆当下之，如小承气汤，用槟榔、青皮、枳实、元明粉、生首乌等皆可。"遵叶天士的理法思维，该患者当用"苦泄法"，必要的时候可暂用"下法"一搏。

床边急诊超声提示：巨型胃！正常人体胃大弯的位置较低，但其最低点一般也在脐平面，该患者一直到耻骨联合的位置全是胃，幽门梗阻无疑。第二天加急腹、盆腔增强 CT 提示：幽门占位，胃内容物为大量黏稠状物质（如图 15 所示）。由于幽门完全梗阻，分泌的胃液连同食物残渣一起将胃越撑越大，故腹部叩诊鼓音不明显。诊断明确后，遂予医嘱如下：禁食水，

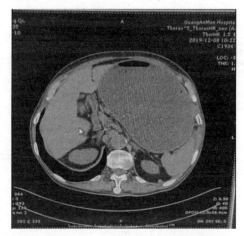

图 15　患者腹部、盆腔 CT

营养支持，间断胃管负压吸引（以引出胃内容物的量为标准，每天不超过1000 毫升）。试想，患者幽门完全梗阻，连胃液都不能排空，更不用说口服中药了，该患者要完全禁食、水。说实话，当时我有些失落，碰到一个比较有意思且有挑战性的疾病，中药却无用武之地。

经过一周的胃管负压吸引，再加上肠外营养支持，患者的气色有了非常明显的改观。吸引的内容物刚开始是黑褐色黏稠物（如图16所示），逐渐变成相对透亮的胃液，一周吸引量约6000毫升。这时我再次给患者察舌按脉，非常意外！苍老舌消失了，黄腻苔明显变薄，整个舌体变得比原来有生气多

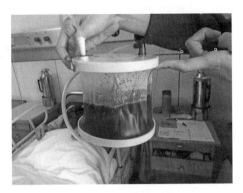

图16　患者胃内容物

了。突然间，我就如棒喝一般：给予营养支持，不就是进食水谷吗？间断胃管负压吸引不就是"苦泄法"或者"下法"吗？这只不过是换了一种形式而已。

西医学的一些技术，如营养支持、胃肠减压、胃镜下止血、外科引流等，其实用的都是一些很简单的原理，与"华佗刮骨疗毒"没有本质区别。不管在古代还是现代社会，对于局部化脓感染性疾病，中药与抗生素其实都不是最佳选择，局部引流才是最好的治疗。随着科学技术的进步，古代社会做不到，现代社会却做到了，我们不应该不假思索地将其拒之门外，而应该兼蓄并用。以古论今，衷中参西，其实理法思维方式没有本质改变，换的只是一种形式而已，要辩证视之。

基于经典理法思维观"阴火"理论

——阳气者闭塞，地气者冒明

"阴火"是金元四大家之一李东垣重要的理法概念，该词汇在其著作中出现的频率多达40余次，但在《黄帝内经》众多"火"的概念中却并未提及。古人讲究凡事必先正名，正所谓"名正则言顺"，那么阴火实质到底是什么？历来争论很多，有支持"阴虚发热"之言，亦有"相火"论说者，甚至有"阴火非火"之说……众说纷纭，莫衷一是。下面结合李东垣的《脾胃论》和《内外伤辨惑论》，谈谈我对"阴火"的理解。

《内外伤辨惑论·序》言："仆幼自受《难》、《素》于易水张元素先生，讲诵既久，稍有所得，中年以来，更事颇多。"提起李东垣，就不得不提他的师父张元素。在历史的进程中，张元素可以说是一个非常低调的人，与对李东垣的热议比较而言，后世对于他的研究也颇显冷清，二者完全不是一个数量等级。现在流行用"团队"来形容一个小团体，中医的圈内语叫"师承"，但在古代，如果师承多代形成特定的理论体系，那就叫"门派"了，是不是颇有侠气之感？中医历来有几大门派，张元素便是"易水学派"的开山鼻祖。易水在历史上很有名，《史记》记载燕太子丹送别荆轲刺秦王时，便在易水作别。《易水歌》更有"风萧萧兮易水寒"的豪情悲壮，从而给中医"易水学派"增加了一丝悬壶济世的侠骨风范。李东垣便是"易水学派"的一员大将，是张元素晚年收的一个徒弟（另一个是王好古）。《医学启源》与《脏腑标本寒热虚实用药式》是张元素的代表作，其中《医学启源》便是李东垣学习中医的教材。张元素的"气味厚薄升降理论""引经"以及"脏腑寒热辨证"等重要思想对李东垣的"阴火"理论产生了很大的影响。

阴火理论无特殊，当从生理病理中求

李东垣熟谙经典，既然抛开《黄帝内经》众多"火"的概念，在火字前冠以"阴"字，则说明"阴火"一定是有特殊意义的，而且经典中已有火的概念不足以表达其本质内涵。《素问·阴阳应象大论》言："阴阳者，天地之道也，万物之纲纪，变化之父母，生杀之本始，神明之府也。"李东垣既言"阴火"，那么，是否存在"阳火"呢？在其著作中有三处提到了"阳火"，其中一处是和"阴水"相对而言，其余两处皆指外感之火，由此可见，李东垣的"阴火"概念是相对"阳火"而言的，非外感之火。那么，阴火具体指代什么？

《脾胃论·脾胃虚实传变论》言："夫饮食失节，寒温不适，脾胃乃伤。此因喜怒忧恐，损耗元气，资助心火。火与元气不两立，火胜则乘其土位，此所以病也。"此处的"病"即阴火。紧接着李东垣便引用《素问·调经论》"病生于阴者，得之饮食居处，阴阳喜怒"，再参考《灵枢·百病始生》"三部之气各不同，或起于阴或起于阳……喜怒不节则伤脏，脏伤则病起于阴也……"，至此，便可以明确李东垣"阴火"概念的指向是借鉴《内经》"病起于阴"而言，即由于饮食劳倦或情志所伤的内伤之火。通过梳理经典，便可以给阴火概念奠定了基调，即病发于内。那么，阴火怎么形成的呢？

学习西医学，都是从解剖、生理、病理等基础课程学起，这样我们临床治疗疾病才能知其然，亦能知其所以然。其实，古人著书立说亦是如此，关于脾胃的生理、病理是什么？李东垣在《脾胃论》中的多个章节，如《自序》《脾胃虚实传变论》《饮食劳倦所伤始为热中论》《〈内经〉、仲景所说脾胃》等都在反复提及我们老生常谈的内容:《素问·经脉别论》曰："食气入胃，散精于肝，淫气于筋；食气入胃，浊气归心，淫精于脉……饮入于胃，游溢精气，上输于脾，脾气散精，上归于肺，通调水道，下输膀胱，水精四布，五经并行。"《素问·六节脏象论》曰："凡十一脏，取决于胆也。"李东垣为什么要在多个篇章反复引用上述经文？我想，这便是生理病

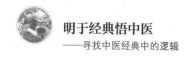

理的重要性，我们现在常说"重要的事情说三遍"，更何况 N 遍呢？现将脾胃生理、病理总结如下。

水谷从口入脾胃，一条通路作用于"水"，即脾对水饮的代谢运化，上归于肺，然后通调水道，下输膀胱。若关于水的运化出了问题，就会出现《素问·至真要大论》所言"诸湿肿满，皆属于脾"；另一条通路作用于"谷"，即脾气散精的功能，"中焦之多出，泌糟粕，蒸津液，化为精微"，表现为清阳升，浊阴降，如《素问·阴阳应象大论》言："清阳出上窍，浊阴出下窍；清阳发腠理，浊阴走五脏；清阳实四肢，浊阴归六腑。"若关于谷的运化出了问题，脾不散精，就会造成清阳不升，浊阴不降，如《素问·阴阳应象大论》言："清气在下，则生飧泄，浊气在上，则生䐜胀，此阴阳反作，病之逆从也。"那么，脾胃作为仓廪之官、至阴之类，其能化糟粕、转味而入出的动力是什么？李东垣给出的答案是"少阳春生之气"，如《脾胃论·脾胃虚实传变论》言"胆者，少阳春生之气，春气升则万化安。故胆气春升，则余脏从之"，这也是李东垣对"凡十一脏，取决于胆"的注释。仓廪之官若缺乏春生之气，就像粮仓缺少通风系统一样，粮食特别容易出现沤烂的现象，故李东垣又言："胆气不升，则飧泄肠澼，不一而起。"

以上谈论了脾胃的生理病理，阴火的产生一定不会跳脱这个过程，那么，究竟是出自哪一个环节的问题？

《脾胃论·脾胃胜衰论》言："劳倦伤脾，脾胃虚则火邪乘之，而生大热……阳气虚则不能上升，而脾胃之气下流，并于肾肝，是有秋冬而无春夏。"《脾胃论·饮食劳倦所伤始为热中论》言："脾胃气虚，则下流于肾，阴火得以乘其土位……盖阴火上冲则气高，喘而烦热，为头痛，为渴，而脉洪。脾胃之气下流，使谷气不得升浮，是春生之令不行。"《内外伤辨惑论》言："是热也，非表伤寒邪皮毛间发热也，乃肾间脾胃下流，湿气闷塞其下，致阴火上冲，作蒸蒸燥热。"李东垣在上述各个篇章中都谈到了一个词——脾胃之气下流，脾胃作为仓廪之官，由于身体抱恙（本虚）或者懒政庸政（困脾），不能发挥自己"五味出焉"的职能，致使水谷精微得不到很好地运化，其结果便是导致"脾胃之气下流"，东垣在书中借《素问·四气调神大论》进一步阐释曰："天明则日月不明，邪害空窍，阳气者闭塞，地气者冒明……阳气不治，阴火乃独炎上。"也就是说，脾胃虚弱，脾不散精，至阴之地不能转味而入出，轻者便会出现清阳不升，可致脾胃湿热或郁热，即"阳气者闭塞"，东垣引用《素问·调经论》言："有所劳倦，形气衰少，谷气不盛，上焦不行，下脘不通，胃气热，热气熏胸中，故内热。"甚者可导致清阳下陷，湿热滞久而阳气郁遏，即"地气者冒名"，《脾胃论》将其归纳为"湿气闷塞其下，致阴火上冲"，其证候表现如《内外伤辨惑论·饮食劳倦论》言"盖阴火上冲，则气高而喘，身烦热，为头痛，为渴，而脉洪大"，这便是中焦脾胃"阴火上冲"形成的原理。综上，阴火的病理机制是《黄帝内经》"病起于阴"与"阳气者闭塞，地气者冒明"在中焦脾胃的具体表达。

"凡十一脏，取决于胆"的思考

谈论春生之气，绕不开一个从古至今一直在争论不休的问题，那就是对"凡十一脏，取决于胆"的注释及理解。关于经典的注释其实没有标准答案，注释绝不可以代替经典，只是每个注家对经典内在逻辑的体察而已。这句经文背后的内涵，历史上有太多太多的解释，亦不乏脑洞大开、玄之又玄的"高深"理论，这里不做赘述。其中，我认为比较正统、内在逻辑上相对合理的两个代表性观点，一是"胆为中正之官取决论"，如唐·王冰注《素问·六节藏象论》言"上从心脏，下至于胆，为十一也。然胆者，中正刚断无私偏，故十一脏取决于胆也"，明·马莳在《黄帝内经素问注证发微》曰"《灵兰秘典论》云：胆者中正之官，决断出焉，故凡十一脏皆取决于胆耳"。另外一个便是李东垣"胆主少阳春生之气"的论说。然而，不管是上述名家还是其他注家，几乎都是抛开《黄帝内经》的上下文，断章取义地单独演绎这句经文，将"十一脏"理解为五脏六腑。

下面我们还原一下《素问·六节藏象论》原文。

帝曰：藏象何如？

岐伯曰：

心者，生之本，神之变也；其华在面，其充在血脉，为阳中之太阳，通于夏气。

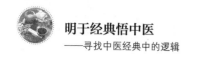

肺者，气之本，魄之处也；其华在毛，其充在皮，为阳中之太阴，通于秋气。

肾者，主蛰，封藏之本，精之处也；其华在发，其充在骨，为阴中之少阴，通于冬气。

肝者，罢极之本，魂之居也；其华在爪，其充在筋，以生血气，其味酸，其色苍，此为阳中之少阳，通于春气。

脾、胃、大肠、小肠、三焦、膀胱者，仓廪之本，营之居也，名曰器，能化糟粕，转味而入出者也，其华在唇四白，其充在肌，其味甘，其色黄，此至阴之类，通于土气。

凡十一脏，取决于胆也。

黄帝与岐伯师徒俩这次聊到了"藏象"，谈论了"五本"的相关生理问题，即"生之本""气之本""封藏之本""罢极之本"与"仓廪之本"，前面的文法描述比较工整，最后忽然间转到"凡十一脏，取决于胆"，从句式的写法上就会感觉非常奇怪。从上下文对应来看，按照正常逻辑，"凡十一脏"应该是对上述脏腑进行的总结陈述，但前面的脏腑数目总共写了十个，从数字的角度发现对不上，于是就衍生出"五脏六腑"的注解，正好足数，但不免有凑数之嫌。试想，虽然上下句式不通，但五脏六腑都取决于胆了，功能地位是多么重要呀！感觉胆腑已经快要动摇"君主之官"的位置，这倒真成胆大包天了。

曾不经意间，我手中拿着竖排版的《素问》，读到这一段时突然想到"十一"可否当作"土"字解呢？因为以前的书都是写在竹简上，是不是一不小心将"土"字写得有点分开呢？我激动地查阅相关资料，发现从训诂学的角度已经有学者在做相关讨论，但是声音很微弱，不被主流观点认可。从文法上来看，上文刚讲到脾、胃、大肠、小肠、三焦、膀胱均为仓廪之本，写到"此至阴之类，通于土气"，此处正好承接"凡土脏，取决于胆"，内在逻辑完全讲得通。读经典，保持纯净之心就好，脑回路不用那么复杂。既然注解没有标准答案，那就顺从自己的内心，坚定地认为这是最合理的注释，如此来看，本段就是单纯谈论"藏象"与"五本"的问题。若以"凡土脏，取决于胆"来看，历代医家的注解是不是就只有李东垣的"胆主少阳春生之气"论说最为贴切？其实，就算从"凡十一脏，取决于胆"的角度来看，也只有李东垣的注解能够将此理论更好地切合临床。人体脏腑功能之间相辅相成，动了哪一个脏腑，都会牵一发而动全身，没有最重要，只有相对重要。不单单"少阳春生之气"可以统领五脏六腑，"阳明承纳之气"也可以主导五脏六腑的功能，这些表达看起来很重要，但若不落实到具体的理法思维，其实都是假大空的内在逻辑。从李东垣书中具体的理法陈述来看，虽然字面上"胆气春升，则余脏从之"，但实际上"春生之气"也是与"土脏"结合的最为密切，并成为其应用"风药"的关键理论基础。

论治阴火的理法

阴火形成的原理，若概括东垣之书，一言以蔽之，即脾胃之气下流，湿气闷塞其下，致阴火上冲。明白了其病理机制，《脾胃论·脾胃盛衰论》将论治阴火的理法总纲和盘托出，曰："今所立方中，有辛甘温药者，非独用也，复有甘苦大寒之剂，亦非独用也。以火酒二制为之使，引苦甘寒药至顶，而复入于肾肝之下，此所谓升降浮沉之道……泻阴火以诸风药，升发阳气以滋肝胆之用，是令阳气生，上出于阴分，末用辛甘温药，接其升药，使不发散于阳分，而令走于九窍也。"从这段经文可以明显看出，李东垣的学术思想深受师父张元素的影响，"气味厚薄升降理论""引经"以及"脏腑寒热辨证"这三方面都有所体现。东垣紧接着又在《饮食劳倦所伤始为热中论》中将上述经文的理法更加凝练地表述为"当以辛甘温之剂，补其中而升其阳，甘寒以泻其火则愈矣"，这便是治疗阴火的组方之法——辛苦甘温。

组方的基调是辛甘温之剂，这点很明确，为什么？脾胃虚弱是根本，这也是东垣在书中反复引用《内经》"劳者温之，损者温之"的用意，大忌苦寒之药，因其损伤脾胃也。李东垣同时强调组方之法中的"辛味"非辛温燥烈之品，乃为味薄之风药，如《脾胃虚实传变论》言："脾胃虚弱，阳气不能生长，是春夏之令不行……用辛甘之药滋胃，当升当浮，使生长之气旺。言其汗者，非正发汗也，为助阳也。"其在《脾胃盛衰论》又言："阳本根于阴，惟泻阴中之火，味薄风药，升发以伸阳气，则阴气不病。"因

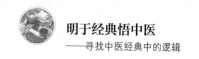

此，应用味薄之风药的目的不是辛温发汗，而是升发以伸张阳气也。只有阳气不闭塞，行春生之气，助脾运散精，清阳上升，则阴火才不容易产生。

其次，再来看东垣对"甘温"之品的把握。对书中所有处方加以分析，黄芪、人参、炒白术加甘草组合是甘温药的代表，甚少用到甘腻之品。尤其对于"阴火上冲"的病理阶段，一定要联想到"甘淡"之品，东垣在《脾胃论·用药宜禁论》中也有表达，言："阳气不足，阴气有余之病……诸淡食及淡味之药，泻升发以助收敛也。"应用味薄风药的目的是为了伸张阳气以去阴火，若此时脾湿郁滞不通，酌加淡渗之品通利下窍，便可以达到通阳的目的。东垣此意让后世的叶天士在《温热论》中用"通阳不在温，而在利小便"表达得更加淋漓尽致，通利渗湿的目的可以更好地助"风药"伸张阳气。风药与淡渗之品二者合在一起，不就是叶天士的"分消上下"之意吗？正所谓"师法而不泥方"，谈论中医理法思维的过程是非常快乐的，因为古代的"明医"理法思维都是相通的，是可以互相参照验证的。

组方之中何时用"苦"？出现"阴火上冲"的病理状态，仅用味薄风药升发阳气与淡渗之品通阳是不够的，泻阴火是必然的，方剂中就一定得配伍"苦"味，但不能重用，亦不能独用。这点从《脾胃论·随时加减用药法》中也能窥探一二，曰："于正药中加青皮、陈皮、益智、黄柏……泻阴火之上逆，或以消痞丸合滋肾丸，黄柏、知母，微加肉桂。"言外之意，只能在"正药"中加"苦"，何为正药？辛甘温之剂也。因此，苦味之品乃为佐助之品，不能独用。李东垣在《脾胃胜衰论》中言："脾胃中泻火之亢甚，是先治其标，后治其本也。"泻阴火之法不能重用，亦不能久用，中病即止，后当调脾胃之根本。

以上便是治疗"阴火"的理法思维，辛甘温为基调，佐用苦味。谈完理法，便可以讨论方药了。李东垣在《脾胃论》中第一首方子是"补脾胃泻阴火升阳汤"，其组方之法便遵于此，药用"柴胡一两五钱，炙甘草、黄芪、苍术、羌活各一两，升麻八钱，人参、黄芩各七钱，黄连五钱，生石膏少许"。补脾胃泻阴火升阳汤，在中医上下几千年如火如荼的方剂舞台上，让人有种朴素的路人甲之感，在方名的包装方面逊色很多，这就决定了在名利场上比升阳益胃汤、升阳散火汤要低调很多。但要说李东垣泻阴火最正统的方子是哪个？别看升阳益胃汤、升阳散火汤名气大，还真是得靠边站！泻阴火力量远不及他们的"憨大哥"——补脾胃泻阴火升阳汤，就是这么低调奢华有内涵。升阳益胃汤，药用"黄芪二两，半夏、人参、炙甘草各一两，防风、白芍、羌活、独活各五钱，橘皮四钱，茯苓、泽泻、柴胡、白术各三钱，黄连二钱"。升阳散火汤，药用"生甘草二钱，防风二钱五分，炙甘草三钱，升麻、葛根、独活、白芍、羌活、人参各五钱，柴胡八钱"。将三者的方药组成进行对比，其实最根本的差异就在于"苦"味的程度上，即黄芩、黄连之品，亦包括重用柴胡与辛寒之品生石膏。这就好比中国传统艺术相声一样，俗话说："三分逗七分捧。"虽然直观感受是逗眼演员一直在不停地说，但真正高水准的表演，捧眼的位置是相当重要的，节奏的铺平垫稳都在于此。补脾胃泻阴火升阳汤的位置就像捧眼演员一样，在历史舞台上知道做减法，尽量忽略自己的存在，出彩的"活儿"都让给升阳散火汤、升阳益胃汤了。治疗"阴火上冲"，不知道补脾胃泻阴火升阳汤这个方子没关系，我这个"憨大哥"也没必要出头抢功，在升阳益胃汤、升阳散火汤的组方基础上加点黄芩、黄连等苦味之品，依然可以将"包袱"抖得很响。

　　话说李东垣《脾胃论》中最出名的方子是什么？自然非补中益气汤莫属，药用"黄芪、炙甘草各五分，人参三分，当归身、橘皮、升麻、柴胡各二分，白术三分"，李东垣在《饮食劳倦所伤始为热中论》中创立此方，并引用《内经》"劳者温之，损者温之"来论述其"甘温能除大热"的机理，所宗理法为甘温之法，苦泄的力量非常轻。在补中益气汤整首方中，橘皮味苦温，有一定祛除郁热的作用；其次，柴胡、升麻（在东垣的方中合用频率最高）二者亦有微苦之性，东垣言"此二味味之薄者，阴中之阳，为脾胃之气下溜，上气不足，故从阴引阳以补之"，二者合用有使郁热"从阴引阳"之妙用，而非治疗"阴火上冲"。因此，"泻阴火"与"甘温除大热"的理法思维是不同的，二者不能混为一谈。另外，李东垣另创一首调中益气汤，亦宗"劳者温之，损者温之"之法，药用"黄芪一钱，人参、甘草、苍术各五分，柴胡、橘皮、升麻各二分，木香一分"，这两首方剂可以说是"甘温除热"的代表方，一曰补中，一曰调中。通过与上述泻阴火三方对比，最主要的区别体现在两方面：一是，苦味之品明显减少；二是，方剂剂量明显减少，用量只不过区区几钱而已，恰如李东垣言："内伤不足

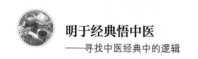

之病，苟误认作外感有余之病，而反泻之，则虚其虚也。实实虚虚，如此死者，医杀之耳！"

最后，简单谈一下李东垣"甘温除热"与"泻阴火"理法思维对应的脉象与药物加减。

"甘温除热"之脉象多呈现为脉弱或脉大，黄芪、人参、甘草三味乃"除烦热之圣药也"，遵"劳者温之"之法，若伤及元气，脉浮大无根，可合用人参、麦冬、五味子以生脉。若中焦有积滞或郁热，可少少佐用"橘皮，微苦温，能益气，加青皮减半，去气滞，能推陈致新"，或稍佐柴胡"从阴引阳"。

"阴火上冲"之脉象，《脾胃论·君臣佐使法》言"脉弦而数者，此阴气也，风药升阳以发火郁，则脉数峻退矣"或"脉不起"，当用"味薄风药，升发以伸阳气"，再佐用苦味之品，如"诸苦药皆沉，泻阳气之散浮"；此时若出现"如证退而脉数不退，不洪大而疾有力者"，则要"多减苦药，加生石膏"；若"阴火"重而导致伤阴化燥，如"伤下元阴火蒸蒸发也，加生地黄二分，黄柏三分"。

阴火理论与《伤寒论》六经

以目前我的理解来看，李东垣的《脾胃论》，包括薛生白的《湿热病篇》，其理论高度皆未跳脱出张仲景《伤寒论》治疗脾胃病相关的理法框架，只是在治则和方药的把握上更细化了而已。甚至可以说，《伤寒论·辨太阴病脉证并治》寥寥几百字就已经将治疗脾胃病的法门作了清晰的概括。

《素问·太阴阳明论》曰："阳道实，阴道虚。"太阴脾土出现问题，无非虚实而已。仲景一言太阴虚，"自利不渴者，属太阴，以其脏有寒故也。当温之，宜服四逆辈（亦有版本为"宜服理中、四逆辈"），药当用辛甘温之法，代表方为（附子）理中汤。二言太阴实或太阴虚中夹实，有湿热蕴脾，系在太阴者，当发身黄，如《金匮要略》言"然黄家所得，从湿得之"；有中焦腐秽壅滞者，若脾家实，乃可暴烦下利，其病自止，或可在暴烦之时，酌用苦泄之品以助中焦承纳之气；亦有脾络不通而致腹痛里急者，当破阴结、通脾络，药当用辛苦甘温之法，桂枝加芍药汤或桂枝加大黄汤主之（参考前文《芍药性味理法刍议》）。

治疗阴火上冲，必须佐助苦药，李东垣也强调说："脾胃中泻火之亢甚，是先治其标，后治其本也。"我们临证用药常存在一个主观臆想的惯性思维，对于脾胃虚弱的患者，若有虚中夹实的情况，方中需配伍苦泄之品时往往不够从容，总是担心苦寒伤胃的情况发生，做不到孙思邈说的"胆大心细"。关于这个问题，张仲景亦将答案清清楚楚地告诉我们了，言："太阴为病，脉弱，其人续自便利，设当行大黄、芍药者，宜减之，以其人胃气弱，易动故也。"也就是说，现在已经处于太阴虚证的阶段，脉象也不足，甚至还有下利的情况，但是中焦有壅滞或脾络不通，此时不能因为本虚就纯用辛甘温之剂，而应该酌用苦泄之药，只不过用药偏性不能太过，否则就容易"动胃气"。仲景只是明确了一个理法思维，指出大体的用药方向，假如直接用大黄或者芍药的话，应该减量，或者选用其他苦泄力量弱的药物来治疗，这不就是李东垣说的"于正药中加青皮、陈皮"之意吗？相比较而言，《脾胃论》在关于太阴病"虚则补之，实则泻之"的用药加减化裁上更加灵动自如。

柯韵伯有言："仲景之六经，为百病立法，不专为伤寒一科，伤寒杂病，治无二理，咸归六经之节制"，六经辨证体系将人体构建了一个完整的生理病理模型，阴火作为一种病理状态必然属于其中的一环，那么，李东垣的阴火理论与《伤寒论》六经体系的关系是什么？

阴火理论不可或缺的生理基础是少阳春生之气，其病理机制便是"春令不行"，从而导致"脾胃气虚，则下流于肝肾""湿气闷塞其下，致阴火上冲"。关于春生之令不行，六经病中最容易关联到的就是少阳病或者少阳、太阴合病，以柴胡桂枝干姜汤为例，《伤寒论》言："伤寒五六日，已发汗而复下之，胸胁满，微结，小便不利，渴而不呕，但头汗出，往来寒热心烦者，此为未解也，柴胡桂枝干姜汤主之。"此时的症状如"胸胁满，微结""但头汗出""往来寒热心烦"等，都是停留在春生之气不畅的阶段，其病位依然处在半表半里或中焦的层次，借用东垣的话来说，脾胃之气还未下流于肝肾，故柴胡剂对于"阴火上冲"心有余而力不足。对于"阴火上冲"的病理状态，我认为对应的是六经病之厥阴病，"厥深者，热亦深"

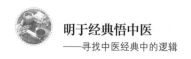

是对李东垣"脾胃气虚，则下流于肝肾"病理机制的六经解读，《素问》亦有"厥阴气至为膜胀"的言论。厥阴病提纲中的"气上撞心，心中疼热"与"下之利不止"正是《黄帝内经》"阳气者闭塞，地气者冒明"的症状体现，与"阴火上冲"的本质是相同的，故需要用辛味之品以伸张阳气，这也是《伤寒论》厥阴病的用药特点。因此，李东垣的升阳散火汤、升阳益胃汤以及补脾胃泻阴火升阳汤，我个人都是将其视为治疗厥阴病的方剂。

那么，《伤寒杂病论》中有没有治疗"阴火上冲"的方剂呢？有！第一首方子载于《金匮要略·奔豚气病脉证治》，名曰奔豚汤，用以治疗"奔豚气上冲胸，腹痛，往来寒热"，药用"甘草、川芎、当归各二两，半夏四两，黄芩二两，葛根五两，芍药二两，生姜四两，甘李根白皮一升"。首先，从症状上来说，"奔豚气上冲胸、往来寒热"与"阴火上冲"的表现更为相像；其次，奔豚汤亦宗辛苦甘温之法，将东垣之方与奔豚汤比较来看，升阳散火汤、升阳益胃汤与奔豚汤在组方理法思维方面亦最为接近。在临床上，我一直将奔豚汤视为治疗厥阴病的方剂，用于治疗厥阴病轻证，其作用部位较柴胡剂的半表半里层次更深。另外一首则是麻黄升麻汤，载于《伤寒论·辨厥阴病脉证并治》，用以治疗"伤寒六七日，大下后，寸脉沉而迟，手足厥逆，下部脉不至，咽喉不利，唾脓血，泄利不止者"，药用"麻黄二两半，升麻一两一分，当归一两一分，知母、黄芩、萎蕤各十八铢，生石膏、白术、干姜、芍药、天门冬、桂枝、茯苓、甘草各六铢"。与"阴火上冲"比较而言，此时的症状表现更为剧烈，出现了"咽喉不利，唾脓血，泄利不止"，可以说，这是李东垣《脾胃论》中"阴火独炎于上"与"胆气不升，则飧泄肠澼"最精准的症状对应。在脉象方面，张仲景表述为"寸脉沉而迟……下部脉不至"，这不就是李东垣在《脾胃论·君臣佐使法》中记载的"脉不起"吗？基于组方理法思维，麻黄升麻汤俨然是补脾胃泻阴火升阳汤的升级版，从李东垣"风药"的角度来看，重用"麻黄、升麻"较"羌活、升麻"升发伸阳力量更强，同时，黄芩、知母、生石膏清泻阴火的力量丝毫未减。因此，从作用层次来看，麻黄升麻汤对于气血郁滞的治疗明显更深一些。综上，对于阴火的治疗，脉络层次就非常清晰了：阴火未起者，以柴桂姜汤为代表的方剂完全可以独当一面，这也是临床上最常见的；阴火乍起者，升阳益胃汤、升阳散火汤以及奔豚汤皆可用之，随症加减；阴火上冲者，补脾胃泻阴火升阳汤主之，若"脉不起"者，可用麻黄升麻汤。

通过上述分析，《内经》"病起于阴"引申出的"阴火"，应该说是广义的，涵盖所有内伤之火的病理概念。因此，在李东垣的著作中可以散见"阴火"指代"心火""肾火""肺火""脾火"等五脏之火，同时也可见"君火""相火""郁火""虚火"等病理概念。但是，《脾胃论》中探讨的"阴火"应该是一个狭义的概念，特指"脾胃之气下流"。我想，就概念的广义、狭义来说，李东垣将书名定为《内外伤辨惑论》和《脾胃论》，是否有其特定的用意？仅就《脾胃论》而言，阴火理论其实涵盖了整个中焦脾胃的生理病理特点，我想这也是阴火理论之所以能够辟为治疗脾胃病之蹊径的原因。至于李东垣在《脾胃论》中提到"心火""相火"甚至"冲脉之火"等概念，是不是"阴火"与这些"火"的概念关系就要去自圆其说的分析呢？我认为大可不必，中医经典的魅力就在于能够"如醉之醒、如惑之解"地解答这些不同概念背后的逻辑问题。中医经典告诉我们的从来不是一个个片段，不能断章取义，而是理、法、方、药要能够一以贯之。

寒热不能错杂

——乌梅丸与泻心汤的本质区别

寒热错杂，顾名思义，指寒证、热证同时并见的病机。对于其治疗，《素问·五常政大论》指出："治热以寒，温而行之，治寒以热，凉而行之。"在组方用药时就要寒热并用，而寒热配伍的意义在于各司其职，分治寒热。仔细寻摸寻摸，就会发现"寒热错杂"这四个字的词汇描述不免有些笼统，为此有学者总结了寒热错杂的病位特点：有"上热下寒""上寒下热""表寒里热""表热里寒""脾寒胃热""肝热脾寒""胆热脾寒""胆热胃寒""胃热肠寒""肠热胃寒"等，这让本来就有些模糊的病机反而显得更加错综复杂，无从下手。《黄帝内经》中也有诸如"胃欲寒饮，肠欲热饮，两者相逆"等关于寒、热症状的简要描述，但仅就"肠欲热饮（腹泻）"这一症状来说，其辨证究竟是胃寒、脾寒还是肠寒？也许我们很难用一个客观的标准来评判这个症状，而简单归结为"下寒"倒是最为恰当的。因此，若将症状与脏腑如此精细地去对应，我认为本身就带有很大的主观性，而且在本书前面章节《阴阳的思考》中探讨"六经辨证"本质时，已经谈论了脏腑与六经相对应不成立的命题。我想，寒热错杂不意味着要让病机更加杂乱，如何将上述错综复杂的理法思维抽丝剥茧般地深入浅出化，是非常值得思考的问题。

提起"寒热错杂"，我们能直接联想到的经典方剂是：泻心汤系列方、黄连汤、干姜黄芩黄连人参汤以及乌梅丸。其中前三者最常用"辛开苦降"来概括其组方理法思维，而乌梅丸呢？只是简单归纳为"寒热并用"，好像就没有下文了……那么，都是寒热错杂这个病机，临证处方怎么具体选方用药？其作用层次的核心是什么？

辛开苦降的理法

《伤寒论》第 131 条言："病发于阳，而反下之，热入因作结胸；病发于阴，而反下之，因作痞也。"

第 149 条言："伤寒五六日，呕而发热者，柴胡汤证具，而以他药下之，柴胡证仍在者，复与柴胡汤。此虽已下之，不为逆，必蒸蒸而振，却发热汗出而解。若心下满而硬痛者，此为结胸也，大陷胸汤主之，但满而不痛者，此为痞。"

第 151 条云："脉浮而紧，而复下之，紧反入里，则作痞。"

第 153 条云："太阳病，医发汗，遂发热恶寒，因复下之，心下痞。"

张仲景连续多条分析了"痞证"的发病机理，其病机演变过程如下：若本是太阳病，能量稳态较高，"病发于阳"，这时候误用下法，容易出现"热入因作结胸"；若患者本身为阳虚体质或素有"阴病"，能量稳态较低，"病发于阴"，误用下法，容易出现"因作痞"。由此可以看出，痞证是因为误下之后邪气内陷，致使中焦气机壅滞，寒热中阻，痞塞不通，上下不能交泰使然，其病变部位可以简化为中焦或中上焦。

这种情况在临床上太常见了，平素虚弱的患者得了外感之后，自服或输注大量的抗生素，或者服用大剂量清热解毒药，或平素便秘，此时却依然在口服泄下剂等，这些情况都属于"误下"。患者可能刚开始表现为打喷嚏、流鼻涕等一系列外感症状，误下之后很快就转变为鼻音加重，听声音仿佛隔着一堵墙似的（《素问·脉要精微论》有"声如从室中言，是中气之湿也"之言），胸闷如压重物，中脘饱胀感，容易叹气，周身乏力，无精打采，舌苔变腻等，这些症状其实都是"因复下之，心下痞"的表现。将医理分析清楚后，临床便可以但见一证便是，不必悉俱。半夏泻心汤治疗虚人感冒误下后的痞证，真可谓屡用屡效。

再观《伤寒论》第 173 条言："伤寒胸中有热，胃中有邪气，腹中痛，欲呕吐者，黄连汤主之。"第 359 条言："伤寒本自寒下，医复吐下之，寒格，更逆吐下；若食入口即吐，干姜黄芩黄连人参汤主之。"黄连汤、干姜

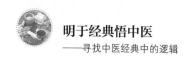
黄芩黄连人参汤的作用机理与泻心汤类似，病位亦在中焦或中上焦。下面通过一个汇总表格（表3），基于药性理法，对比一下上述三方的差异（泻心汤以半夏泻心汤为代表）。

表3　三方之差异

半夏泻心汤	辛味药	干姜　清半夏		
	苦味药	黄连　黄芩		
	甘味药	人参　甘草　大枣		
黄连汤	辛味药	干姜　清半夏　桂枝		
	苦味药	黄连		
	甘味药	人参　甘草　大枣		
姜芩连参汤	辛味药	干姜		
	苦味药	黄连　黄芩		
	甘味药	人参		

由此可以得出，三者在组方的理法思维上没有本质的差别，都是辛苦甘之法，用"辛开苦降"来形容也算贴切，干姜、黄连、人参是三方的核心代表药物，其作用部位在中焦或中上焦无疑。因此，中焦脏腑的寒热错杂，不管是"胃热脾寒""胃热肠寒""肝热脾寒"，还是"胆热脾寒""胆热胃寒"等，我认为都可以用"上热下寒"来描述，其药性理法皆为辛苦甘，后世大部分治疗寒热错杂病机的方剂皆由此化裁而来。

乌梅丸的理法

《伤寒论》第326条言："厥阴之为病，消渴，气上撞心，心中疼热，饥而不欲食，食则吐蛔，下之，利不止。"

第337条言："凡厥者，阴阳气不相顺接，便为厥。厥者，手足逆冷是也。"

第338条言："伤寒，脉微而厥，至七八日，肤冷，其人躁，无暂安时者，此为脏厥，非为蛔厥也。蛔厥者其人当吐蛔。令病者静，而复时烦，此为脏寒。蛔上入膈，故烦，须臾复止，得食而呕，又烦者，蛔闻食臭出，其人当自吐蛔。蛔厥者，乌梅丸主之。又主久利。"

《素问·至真要大论》云："厥阴何也……两阴交尽也。"厥阴意味着两阴交尽，阳气初生，此虽为冰冷雪原之地，却又是生机最旺盛的地方，阴尽阳生。纵观整个厥阴篇就会发现，厥阴病呈现出的症状没有缓和之意，寒热冲突非常明显，如"消渴""撞心""疼热""饥不欲食""利不止"，包括后文"咽喉痛，唾脓血""手足厥冷"等，这些字眼无不充斥着冲突的味道，而且很容易出现转归，甚至阴阳离决。因此，厥阴病的发病部位与痞证的病位相比较，很明显要深一些，借用吴鞠通的"三焦辨证"体系，可以将其定位于下焦（注：吴鞠通所言"三焦辨证"绝不是简单的对应人体上、中、下三部分，而是与"六经辨证""卫气营血辨证"一样，都是对人体的生理病理进行由浅入深的病机演变讨论，是一种完整探究人体的理论模型，这就解释了不同辨证体系为什么既可以治疗外感，又能够治疗内伤的本质内涵）。

《温病条辨·下焦篇》中重点论述的问题之一便是"厥阳化风"。其实，"厥阳化风"这个词源于《临证指南医案》，书中"厥阳化风鼓动"与"厥阴内风暗旋不熄"传达的医理是一样的。若厥阴风木化热伤阴，阴亏不能濡养肝木，肝风内起，就会造成"厥阳化风"的局面，症可见"心中憺憺大动""心中震震，舌强神昏""脉虚大，心动悸"等。叶天士对《伤寒论》烂熟于心，为什么不直接称之为"厥阴化风"，却称为"厥阳"？《金匮要略·脏腑经络先后病脉证》言："经云厥阳独行，何谓也？师曰：此曰有阳无阴，故称厥阳。"我认为叶天士的"厥阳化风"是对《伤寒论》厥阴病的有力补充。清代名医章虚谷高度评价叶天士的《温热论》，说它不仅是后学指南，而且弥补了仲景书之残缺，可以说，叶天士绝对配得上这份赞誉。试想，厥阴病状态能量稳态非常低，不足以维持安定局面，稍有冲突便可能出现阴阳气不相顺接，若冲突日久就会阴不敛阳，出现厥阳化风，甚至厥阳独行。因此，仲景理法针对的是"阴阳往复"的局面，言："夫肝之病，补用酸，助用焦（辛）苦，益用甘味之药调之。"而叶天士的理法针对的是"有阳无阴"的局面，言："凡肝阳有余，必须介类以潜之，柔静以摄之，味取酸收，或佐咸降，务清其营络之热，则升者伏矣。"

《伤寒论》详细记载了乌梅丸的制作及服用方法："右十味，异捣筛，合治之，以苦酒渍乌梅一宿，去核，蒸之五斗米下，饭熟，捣成泥，和药令相得，内臼中，与蜜，杵二千下，丸如梧桐子大，先食饮，服十丸，日三服，稍加至二十丸，禁生冷、滑物、臭食等。"基于药性理法，我们同样探究一下乌梅丸的组成（表4）。

表4　乌梅的组成

	酸味药	乌梅	
乌梅丸	辛味药	干姜　附子　川椒	
		桂枝　细辛　当归	
	苦味药	黄连　黄柏	
	甘味药	人参　米　蜜	

首先说酸药乌梅，用量最大——300枚，这是非常具象的描述，衡量一下，每个干乌梅平均3克左右，干乌梅核大肉薄，药用主要是乌梅肉，折合成乌梅肉约1克，那么300枚乌梅相当于300克乌梅肉。按照汉代度量衡一两折合15克计算，乌梅约60两，乌梅肉约20两，也就是说，乌梅大概占到了整个方药的四分之一，而且其炮制方法为"以苦酒渍乌梅一宿"，也就是用醋泡乌梅一宿，其药性为酸上加酸。方中辛味药次之，有6味药之多，除了当归为辛润之外，其余5味皆为大辛大热之品，可以说药味多且杂，其中干姜用量为十两。方中苦味药仅有两味，但稳、准、狠，黄连的用量仅次于乌梅，为十六两之多。最后说一下乌梅丸中的甘味药，其实方中最大的甘药不是人参，而是米，"蒸之五斗米下"，正是取米甘之性，用来调和整首方剂的药性。遵仲景之意，我在临床应用乌梅丸入煎剂时，没有办法做到"蒸之五斗米下"，一般会在方中加一味甘草。

这样来看，乌梅丸的法度就很明确：酸味为君，辛味为佐，助用苦甘。因此，历史上很多医家都认为《金匮要略》中"夫肝之病，补用酸，助用焦（辛）苦，益用甘味之药调之"的理法所指代的方剂正是乌梅丸。有医者提出乌梅丸在《伤寒论》是治疗蛔厥的要方，古人亦有"蛔，得苦则下，得酸则静，得辛则麻"之言，故有乌梅丸不适用现在社会的说法。其实不然，仔细查看经典原文，除了蛔厥之外，该条文根本上是在讲脏寒和脏厥，只不过脏厥有剧烈腹痛，在古代这种痛多数有蛔虫相伴在一起罢了。基于厥阴病的生理病理特点，我们来分析一下该理法：厥阴冰寒之地，能量稳态低，辛味药必不可少，而且必须是大辛大热，走窜力强的温热药物才可担任破冰行动。最后，仲景的神来之笔"又主久利"，便是脏寒最好的写照，再次表明辛味药必不可少。若肝木不升，必然盗泄，必用苦味药来制约肝木之性，"苦泄木"，但不能多，此为治标之药。同时，厥阴病症状冲突比较剧烈，需要缓和之气来平衡，"甘主缓，补虚"，故甘味调和之品也必不可少。综合乌梅丸中这三方面的代表药物，恰恰正是"干姜、黄连、人参"这三味药，这不正是泻心汤治疗痞证所宗"辛苦甘"之法的核心药物吗？

那么，乌梅丸与泻心汤二者的本质区别是什么？很显然，区别就在固护厥阴大本营的药——酸药（木生酸是也）。刘力红老师在《思考中医》中描述，乌梅就像一面旗帜，将四面八方的温热药归拢到旗帜下，力往"厥阴"这一处使，可以说是非常有见地的。综上，通过对比泻心汤与乌梅丸的理法，治疗痞证用辛苦甘之法，作用部位在中焦，可以用"上热下寒"来描述；而治疗脏厥则用酸辛苦甘之法，作用部位在下焦，此时我认为可用"表热里寒"来概括更恰当，具体症状如"气上撞心""心中疼热""烦躁"等皆为厥阴理状态下呈现出"表热"的一面，而"饥而不欲食""久利"或"下之利不止"则为"里寒"的一面。如果我们将乌梅丸中的乌梅去掉，剩下的药物所遵之法俨然变成了"辛苦甘"，也就变成了泻心汤的加强版，作用部位一定是在中焦，而不是下焦了。

乌梅丸的加减法

如果脏寒重，下利色白，甚者如鸭状，此为阳气虚衰不能升腾，辛温之药尽量不减，量也要大；如果脏寒轻，阳气始升，辛温之药可作减法，我一般会先减细辛、川椒，最后一定留干姜和桂枝。

如果下利势猛量大，也就是便次多，此为厥阴风木盗泄严重，苦泄之药必不可少，"苦泄木"是也，黄连要重用。此时，人参作为甘药亦不可少，正如《黄帝内经》云："肝苦急，急食甘以缓之。"

综上，乌梅丸中的核心药物，我认为是乌梅、干姜、桂枝、黄连、人参，根据病情决定药物用量，加减化裁要遵"补用酸，助用焦（辛）苦，

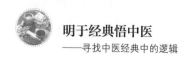

益用甘味之药"之法。

也谈过敏煎

在近现代所创立的方剂中，有一首名方称为过敏煎，我认为其所遵理法恰恰是"酸辛苦甘"之法，过敏煎疗效之显，常常出人意料。曾经有一个月陆续治疗了四例皮肤过敏的患者，一例是荨麻疹患者，全身大风团4天，遍布颈项、前胸后背，痒甚，看到那一幕让我身上也不由自主地起鸡皮疙瘩，连续4天肌注葡萄糖酸钙及口服氯雷他定，无效。一例患者每天23：00～1：00周身起风团2周，痒，规律性比较明显，服用氯雷他定无效。一例是前胸湿疹1个月，外用药物无效。还有1例患者是每年初冬都会出现周身湿疹，夏天不发病（已连续4年发病），有少许渗液，夜间痒，此次就诊时周身已开始出现湿疹，两臂有抓破的痕迹，自诉还不到严重的时候，诉这4年冬天特别痛苦，外用药物加氯雷他定效果不明显。这四个病例都嘱其停用原来的药物，单纯进行中药治疗，察其舌，基本都是舌质暗红（第一例舌质偏绛红），舌苔中间略有白苔，按其脉，无一例外都没有浮象，而是呈现出弦脉，以右关为主。于是我都用了相同的处方：乌梅20克，防风15克，银柴胡12克，五味子9克，黄连6克，麸炒苍术20克，土茯苓40克，丹皮20克，生甘草5克，结果：第一例病人1剂药后，风团就明显缓解，3剂药后便不再发作；其余三例病人1周后复诊全部显效，2周后基本不再发作。

以往只是从零散的文章中读到过关于过敏煎的相关记载，经过这四例患者的检验后，我在临床上使用过敏煎的频率就相应变高了，有是症、有是脉，加减化裁，疗效甚高。在内蒙古巴林右旗扶贫支边的医疗过程中，就诊的病种涉及各科杂病，碰到荨麻疹和接触性皮炎，若脉证相符，我常常开玩笑说，"这个病好治，你吃完药得好起来呀，不能拉低我治疗效果的平均值"，患者内心就会得到很大的安慰，但是医者只说好听的没有用，疗效才是硬道理。其中，有一例患接触性皮炎10年的女性患者，局限于文胸和腰带接触的皮肤长年起丘疹，瘙痒不舒，多年来一直疗效不显，同样用的上述方子加减治疗，三剂而愈，随访一年未再发作。神奇的疗效让我对过敏煎有了进一步探究的热情，下面谈谈我对过敏煎的思考。

过敏煎的溯本求源

过敏煎，顾名思义，是基于治疗过敏性疾病为出发点创立的一首名方。过敏煎最开始在祝谌予老的文章中出现，由乌梅、防风、银柴胡、五味子四味药组成，祝老临床治疗过敏性疾病亦经常使用，现在普遍的观点认为过敏煎是由祝谌予老本人所创。我查阅了祝谌予老 1983 年在《中级医刊》（现《中国医刊》）第 4 期上发表的《从过敏煎的运用谈辨病用药与辨证用药》一文，文中祝老言："过敏煎就是上海某医院通过实验研究和临床实践证实有抗过敏作用的一贴经验方"，后来《首批国家名老中医效验秘方精选》亦采用此说法。可能过敏煎疗效太好了，也就衍生出另一种说法，因为祝谌予师从"京城四大名医"之一施今墨老，同时也是施今墨老的女婿（其夫人施越华女士为施今墨老的长女），故有"过敏煎由祝谌予之师施今墨所创制"的说法。

过敏煎，从文献考证来说也有不同的版本，但大体上出入不大，多以柴胡代替银柴胡，加入甘草，因此其组成基本包含：乌梅、防风、银柴胡/柴胡、五味子、甘草。在祝谌予老之后，有关过敏煎进行加减比较出名的方剂是七味过敏煎，由乌梅、防风、银柴胡、五味子、蝉蜕、白僵蚕、苦参组成。另外，还有关幼波老的临床经验方脱敏煎（亦称过敏煎），其组成为柴胡、白芍、蝉衣、乌梅、甘草，用来治疗过敏性鼻炎。

民国开始"西学东渐"，祝谌予老在日本金泽医科大学接受了 4 年系统的西医学熏陶，1975 年便调到北京协和医院担任中医科主任，学术观点提倡"中西医结合"。关于过敏煎，祝老文章亦主张"辨病用药"，由此可以得出过敏煎不是从传统中医思维为出发点创制的方剂。基于"中药西用"的立意，有学者对过敏煎"辨病用药"作了相关探索，凡是西医诊断为过敏性疾病的病人便不加辨证地应用过敏煎，发现有效者有之，而无效者比例亦不少，最后总结得出：无效者，大多舌质淡，体质偏寒、偏湿；有效者，大多舌质红，体质偏阴虚、偏热。因此，我们不能仅仅通过指标来应

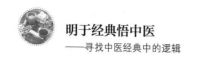

用中药，过敏煎毕竟是一张中医处方，临床还是应该强调"辨证论治"。那么，从传统中医思维怎么来理解过敏煎？

过敏煎的理法

首先，过敏煎的组方原则，非常符合"补用酸，助用焦苦，益用甘味之药调之"的理法，乌梅、五味子，酸味药为君药；防风味辛，柴胡或银柴胡味苦平，此为"助用焦苦"；最后，甘草味甘以调之。其次，再讨论过敏性疾病的症状，经曰"东方生风，风生木"，又曰"风者，善行而数变"，变态反应为"木曰曲直"之象，变化迅速。我们在前文谈论了《伤寒论》六经病中症状变化最剧烈、冲突最明显的就是厥阴病，变态反应也是这种气血冲突，因此，基于厥阴病的角度论治部分过敏性疾病，从理法逻辑上分析是成立的。祝谌予老言："在临床对于一切过敏性疾病都以过敏煎为主方，结合辨证用药，收效较好。"应用过敏煎治疗过敏性疾病，诸如过敏性鼻炎、过敏性哮喘、荨麻疹、过敏性紫癜等，有太多太多显效验案的报道，其疗效已经不需要赘述了。另外，也有学者擅用过敏煎治疗诸如"小儿腹泻""慢性结肠炎"等疾病，疗效显著，这又与乌梅丸条文"又主久利"相呼应，更加有力地证实了过敏煎是一首治疗厥阴病的处方。

过敏煎的加减法

上一章已经详细论述了乌梅丸的加减法，同理，过敏煎的加减化裁也要遵循厥阴病"补用酸，助用焦（辛）苦，益用甘味之药"之法。

基于过敏煎五味药的基础上，若郁滞深，辛味药可以加用，诸如荆芥、羌活、麻黄、桂枝、片姜黄、苍术、炮姜、当归等皆可酌情选用。若热重或者发病势急，苦味之品可以加用，"苦泄木"，苦味药具有"定"的作用，好比在混乱的十字路口出现了交通管制警察，诸如黄连、黄芩、苦参、丹皮、栀子、白藓皮、地肤子、白/赤芍等皆可选用，这些中药基本也是临床治疗皮肤病的常用药物。若慢性病急性发作，要充分考虑气血冲突日久造成"厥阳化风"的问题，这时候除了重用苦味药之外，一般来说甘凉之品也是必不可少的，正如《素问·脏气法时论》言"肝苦急，急食甘以缓之"，甘味药具有"缓"和"养"的作用。同时这也是明代李中梓《医宗必读》"治风先治血，血行风自灭"的核心机理，诸如玄参、麦冬、生地黄、阿胶之属，《外科正宗》记载的消风散便是遵从此法。

当然，过敏疾病不全是厥阴病，当知犯何逆，随证治之，如《伤寒论》中麻黄桂枝各半汤、麻黄连翘赤小豆汤等皆可以很好地治疗过敏性疾病，但前提脉象呈现浮象，而不是弦象，与过敏煎的应用具有不同的机理，为医者不可不察。